Anne-Sophie Leromain

Prescriptions hors-AMM en oncologie : Analyse coût-efficacité

Anne-Sophie Leromain

Prescriptions hors-AMM en oncologie : Analyse coût-efficacité

Etude rétrospective au Centre de Lutte Contre le Cancer de Dijon

Presses Académiques Francophones

Imprint
Any brand names and product names mentioned in this book are subject to trademark, brand or patent protection and are trademarks or registered trademarks of their respective holders. The use of brand names, product names, common names, trade names, product descriptions etc. even without a particular marking in this work is in no way to be construed to mean that such names may be regarded as unrestricted in respect of trademark and brand protection legislation and could thus be used by anyone.

Cover image: www.ingimage.com

Publisher:
Presses Académiques Francophones
is a trademark of
International Book Market Service Ltd., member of OmniScriptum Publishing Group
17 Meldrum Street, Beau Bassin 71504, Mauritius

Printed at: see last page
ISBN: 978-3-8416-3676-8

Zugl. / Agréé par: Dijon

Copyright © Anne-Sophie Leromain
Copyright © 2015 International Book Market Service Ltd., member of OmniScriptum Publishing Group
All rights reserved. Beau Bassin 2015

PLAN

INTRODUCTION
1. Prescriptions hors-AMM : de la théorie…
2. Prescriptions hors-AMM : …à la pratique en oncologie médicale
3. Cas particulier des médicaments hors-GHS et de la prescription hors-RBU
4. Que dit la loi ?
5. Les risques liés à la prescription hors-AMM
6. Les prescriptions hors-AMM : les données de la littérature
7. Les réunions de concertation pour la prescription de médicaments hors-AMM au Centre de Lutte Contre le Cancer de Dijon

OBJECTIFS DE L'ETUDE

PATIENTS ET METHODE
1. Origine des données
2. Méthodes d'analyse

RESULTATS
1. Evaluation des réunions de concertation pour la prescription de médicaments anticancéreux hors-AMM
2. Evaluation des prescriptions de médicaments hors-AMM

DISCUSSION

CONCLUSIONS

BIBLIOGRAPHIE

LISTE DES FIGURES

LISTE DES TABLEAUX

TABLE DES MATIERES

ANNEXES

LISTE DES ABREVIATIONS

AMM : Autorisation de Mise sur le Marché

ANSM : Agence Nationale de Sécurité du Médicament et des produits de santé

ATU : Autorisation Temporaire d'Utilisation

EMA : European Medical Agency

ESMO : European Society for Medical Oncology

FDA : Food and Drug Administration

GHS : Groupements Homogène de Séjours

HAS : Haute Autorité de Santé

InCa : Institut National du Cancer

mSG : médiane de Survie Globale

mSSP : médiane de Survie Sans Progression

PS : Performans Status

PTT : Protocole Temporaire d'Utilisation

RBU : Recommandations de Bon Usage

SG : Survie Globale

SNC : Système Nerveux Central

SSP : Survie Sans Progression

UE : Union Européenne

INTRODUCTION

La prescription hors-Autorisation de Mise sur le Marché (AMM) est définie comme la prescription de médicaments en dehors du cadre de l'autorisation de mise sur le marché établi par un organisme d'homologation. Elle suscite de nombreuses controverses : les bénéfices cliniques pour les patients peuvent ne pas l'emporter sur les effets néfastes pour la santé, et les coûts engendrés par leur utilisation pèsent sur les budgets alloués à la santé.

Néanmoins, les circonstances pouvant contraindre un médecin à prescrire hors-AMM sont nombreuses, et tout particulièrement dans le domaine de l'oncologie médicale.

Depuis 2010, le Centre de Lutte Contre le Cancer de Dijon a instauré des réunions pluridisciplinaires de validation des traitements anticancéreux destinés à être employés hors-AMM. Cette étude évalue la méthode mise en œuvre dans cet établissement pour maîtriser ces prescriptions hors-AMM, et décrit l'impact des recours aux prescriptions hors-AMM, tant du point de vue clinique pour le patient, que du point de vue économique pour l'établissement de santé.

Dans un premier temps, et pour comprendre le contexte des prescriptions hors-AMM dans le domaine de l'oncologie médicale, nous nous efforcerons de donner une définition de la prescription hors-AMM en général, puis nous expliciterons les raisons pour lesquelles ces prescriptions sont fréquentes dans ce domaine particulier. Puis nous aborderons le cas spécifique des médicaments onéreux et de la prescription hors-Référentiels de Bon Usage (RBU). Nous nous interrogerons ensuite sur cadre législatif dans lequel s'inscrivent ces pratiques de prescriptions, et les risques liés à leur emploi. Enfin, nous présenterons les données fournies par la littérature scientifique sur l'évaluation de ces pratiques.

Pour terminer cette première partie, nous décrirons en détail la méthode utilisée au Centre de Lutte Contre le Cancer de Dijon pour maîtriser les recours aux traitements hors-AMM.

1. Prescriptions hors-AMM : de la théorie...

L'AMM est une autorisation administrative obligatoire préalable à toute mise sur le marché d'un médicament (1). Elle existe dans la plupart des pays du monde.

Au sein de l'Union Européenne (UE), plusieurs modes d'obtention d'AMM cohabitent : AMM nationales et AMM européennes (centralisées, par reconnaissance mutuelle, ou décentralisées). Pour les produits issus des biotechnologies ou destinés à être utilisés dans les domaines de la cancérologie, ou pour la prise en charge des maladies orphelines par exemple, les firmes engagent préférentiellement une demande d'AMM européenne. Dans ce type de procédure, c'est le comité scientifique de l'European Medical Agency (EMA) qui analyse le dossier de demande d'AMM et qui soumet son avis à la Commission Européenne qui a en charge la décision finale d'autorisation ou non. Lorsque la procédure est engagée par la firme au niveau national, l'AMM est accordée par le Directeur Général de l'Agence Nationale de Sécurité du Médicament et des produits de santé (ANSM) après avis de la commission consultative constituée d'experts, pour une durée de 5 ans renouvelable. Cette autorisation n'est alors valable que pour le marché français. Il s'agit de la procédure préférentiellement engagée lorsque l'AMM concerne un médicament déjà connu, et pour lequel la firme propose une extension de gamme, ou une nouvelle combinaison de principes actifs par exemple. Dans tous les cas, les experts de chacune de ces instances sont chargés d'évaluer techniquement et scientifiquement les différentes expertises analytiques, toxicologiques, pharmacologiques et cliniques du dossier déposé par le laboratoire fabriquant. L'intérêt thérapeutique, la sécurité du patient et la qualité pharmaceutique représentent les trois critères importants pour l'obtention d'une AMM (2). L'AMM valide un niveau de preuve scientifique élevé et garantit une utilisation avec un bénéfice pour le patient.

Quand le produit est prescrit en dehors de ce cadre, il s'agit d'une prescription hors-AMM.

Cette situation est à distinguer de l'utilisation d'un produit non agréé, c'est-à-dire d'un produit ne bénéficiant d'aucune autorisation officielle de mise sur le marché, et qui ne devrait être utilisé que dans le cadre d'essais cliniques.

2. Prescriptions hors-AMM : ...à la pratique en oncologie médicale

En pratique, un médicament peut être utilisé hors-AMM dans trois cas.

Il peut s'agir tout d'abord d'une utilisation précoce d'un médicament déjà homologué dans un contexte validé par des données d'une étude randomisée récemment publiée, mais n'ayant pas encore été approuvé par l'intermédiaire du processus d'homologation des médicaments. Ceci peut revêtir une importance particulière lorsque le processus d'homologation est lent et limite l'accès des patients et professionnels de santé à des traitements efficaces dans des délais raisonnables.

Dans d'autres cas, le médicament a bien été évalué lors d'un essai clinique, mais les résultats ne permettent pas de conclure de façon formelle à son efficacité, bien qu'il semble efficace. Cela peut être le cas par exemple pour les pathologies rares, où le nombre insuffisant de malades et l'absence d'incitations financières restreignent la possibilité de procéder à de larges essais cliniques.

Enfin, le faible intérêt que peut avoir une industrie pharmaceutique à conduire des essais pour étendre son AMM si le médicament est déjà utilisé hors-AMM, peut également expliquer ce phénomène.

En oncologie, d'autres motifs, plus spécifiques s'ajoutent à ceux précédemment cités, et peuvent expliquer le recours plus fréquent aux prescriptions hors-AMM dans cette spécialité.

Tout d'abord, soulignons que la gravité des pathologies cancéreuses incite à l'utilisation précoce des nouvelles thérapeutiques. Le délai nécessaire à l'homologation des médicaments est d'autant plus pénalisant.

Ensuite, l'AMM d'un médicament anticancéreux est souvent définie par la localisation cancéreuse, le stade de la maladie, la ligne de traitement, et parfois même les médicaments à associer à la prescription (3). Par exemple, l'AMM de pemetrexed est intitulé : « Traitement des formes avancées et/ou métastatiques des cancers bronchiques non à petites cellules, dès lors que l'histologie n'est pas à prédominance épidermoïde : en première ou deuxième ligne, en association avec le cisplatine, ou en maintenance après une polychimiothérapie de première ligne, ou en seconde ligne en monothérapie ». Une prescription est donc considérée comme hors-AMM si la ligne ou le traitement associé ne sont pas ceux prévus dans l'intitulé de l'AMM.

Par ailleurs, un médicament anticancéreux aux propriétés d'action similaires peut potentiellement être utilisé dans plusieurs maladies différentes. Prenons l'exemple de deux molécules de chimiothérapie aux mécanismes d'action très proche : cisplatine et carboplatine. Il s'agit de deux agents alkylants dérivés du platine, inhibant la synthèse de l'ADN. Si leurs mécanismes d'action sont similaires, en revanche, leurs profils de tolérance sont assez différents : carboplatine est classiquement mieux toléré, avec une moindre toxicité rénale, auditive, neurologique et digestive. Malgré leurs propriétés d'action similaires, ces molécules n'ont pas les mêmes indications officielles, avec par exemple une indication de cisplatine dans le cancer de la vessie, alors que carboplatine ne peut pas en théorie être utilisé dans cette indication. Et dans le cas d'un patient porteur d'un cancer de la vessie et également d'une insuffisance rénale rendant l'utilisation de cisplatine contre-indiquée, carboplatine n'est, en théorie, pas utilisable. Bien que ces médicaments aient des mécanismes d'action très proches, il n'existe pas d'essais menés par les firmes pharmaceutiques ou les institutions pour prouver le bien-fondé de la prescription. Ceci est d'autant plus vrai lorsque les brevets d'utilisation de ces molécules appartiennent au domaine public.

Il existe également des tumeurs rares, pour lesquelles peu de molécules disposent d'une AMM. En cas d'échec thérapeutique, les oncologues médicaux sont rapidement en situation d'impasse thérapeutique. C'est le cas par exemple des sarcomes, où seulement quelques molécules sont officiellement indiquées, alors que des études semblent désigner des alternatives thérapeutiques possibles selon le type histologique du cancer (par exemple paclitaxel dans les angiosarcomes (4–6)). Mais le faible nombre de patients potentiellement incluables dans des essais thérapeutiques rend difficile l'obtention de résultats permettant de conclure de façon formelle à l'efficacité du traitement. Et l'absence d'incitation financière à mener de tels essais complique davantage ces situations.

Dans le domaine de l'oncologie, de nombreuses raisons nous poussent à penser que le recours à la prescription hors-AMM est plus fréquent qu'en médecine générale. Les nouveaux médicaments anticancéreux sont bien souvent onéreux par rapport aux traitements de référence existants (7). Qu'en est-il des prescriptions hors-AMM de ces médicaments ?

3. *Cas particulier des médicaments hors-GHS et de la prescription hors-RBU*

Une prescription hors-AMM peut parfois concerner une spécialité pharmaceutique inscrite sur la liste des produits et prestations pris en charge en sus des prestations d'hospitalisation par les organismes d'assurance maladie. Il s'agit des médicaments financés en sus des Groupements Homogènes de Séjours (GHS), appelés aussi médicaments hors-GHS, ou encore médicaments onéreux.

Ces notions sont nées de la réforme de la tarification à l'activité des établissements hospitaliers, et sont spécifiques au système de soins français. Afin de faciliter l'accès des patients aux innovations thérapeutiques, le remboursement de certains médicaments onéreux fait l'objet d'un financement supplémentaire. Ce financement est conditionné par un contrat de bon usage signé entre l'établissement de soins, l'Agence Régionale de l'Hospitalisation, et l'assurance maladie. Ces produits hors-GHS sont remboursés en sus des GHS, sous réserve du respect de ce contrat, qui fixe les modalités de bon usage de ces médicaments.

L'ANSM, la Haute Autorité de Santé (HAS) et l'Institut National du Cancer (InCa) ont élaboré des Référentiels de Bon Usage (RBU), cadres de prescriptions spécifiques à ces molécules onéreuses (8).

Pour chaque molécule, les RBU distinguent trois situations :
- Les situations validées par l'AMM des spécialités pharmaceutiques (applications cliniques d'un médicament conforme aux indications énumérées dans la notice d'un médicament)
- Les situations thérapeutiques temporaires définis par l'ANSM, l'HAS, ou l'InCa
- Les situations non acceptables du fait d'un rapport bénéfice-risque défavorable.

Les RBU valident donc l'usage des médicaments financés en sus des GHS, non seulement dans les situations conformes à l'AMM, mais aussi dans des situations thérapeutiques temporaires et donnant lieu à des Protocoles Thérapeutiques Temporaires (PTT). Les PTT correspondent à des situations hors-AMM acceptables, c'est-à-dire des situations pour lesquelles le rapport bénéfice/risque de la prescription du produit a été évalué comme étant favorable, sur la base des données disponibles, en prenant en compte :
- qu'il n'existe pas d'alternative thérapeutique ayant l'AMM dans cette situation et présentant une balance bénéfice/risque de même niveau
- qu'il n'existe pas de médicament dans le GHS pouvant être prescrit hors-AMM dans cette situation.

Dans le cadre des PTT, l'absence de mise à disposition du traitement pourrait représenter une perte de chance pour les patients.

Dans les situations non acceptables, l'ANSM regroupe les situations pour lesquelles, sur la base des données disponibles, le rapport bénéfice/risque de la prescription d'un produit de la liste hors-GHS a été défini comme défavorable. Cela signifie que dans ces situations, toute prescription peut correspondre à une perte de chance pour le patient.

Enfin, l'ANSM liste dans un document annexe aux RBU, les situations pour lesquelles l'insuffisance des données ne permet pas d'évaluer le rapport bénéfice/risque. Ce document n'a aucune valeur réglementaire.

Une prescription hors-AMM correspond à l'utilisation d'un médicament homologué par les instances compétentes en dehors du cadre défini par les indications validées pour sa mise sur le marché. Une prescription hors-RBU est une prescription d'un médicament pris en charge en sus des GHS en dehors du cadre défini par l'AMM ou les PTT, qui intègrent davantage les données actualisées de la science. Par la création de ces RBU, le système de santé français a été l'un des premiers à reconnaître la prescription de médicaments onéreux et innovants en dehors du cadre de l'AMM.

Si les RBU sont un premier pas vers l'intégration des prescriptions hors-AMM dans la pratique de la médecine, que prévoit la loi pour maîtriser leur utilisation ?

4. Que dit la loi ?

C'est la loi n° 2011-2012 du 29 décembre 2011 (9) relative au renforcement de la sécurité sanitaire du médicament et des produits de santé qui a permis de donner un cadre légal aux prescriptions hors-AMM.

Cette loi adoptée dans le contexte du scandale lié au Médiator®, vise à renforcer le contrôle du médicament après sa mise sur le marché. Elle encadre notamment les prescriptions hors-AMM en incluant dans la loi des principes antérieurement établis par la jurisprudence.

Jusqu'à la parution de cette loi, le bien-fondé du recours à une telle prescription était laissé à l'appréciation des magistrats. Conseil d'Etat et Cour de cassation considéraient qu'une prescription hors-AMM n'était pas *de facto* fautive si :
- il n'existait pas de solution thérapeutique disposant de l'AMM
- le traitement était reconnu comme efficace et non dangereux par la communauté et la littérature scientifiques
- le médecin était en mesure de justifier son indication au regard de l'état du patient, de sa demande et des connaissances scientifiques du moment
- le patient était informé du fait que la prescription était hors-AMM, et de ses conséquences.

Cette nouvelle loi donne un cadre légal à cette appréciation dans l'article L.5121-12-1 du Code de la Santé Publique (10) : « une spécialité pharmaceutique peut faire l'objet d'une prescription non conforme à son autorisation de mise sur le marché ». Ce principe est toutefois applicable sous certaines conditions :
- il ne doit pas exister pour le patient d'alternative médicamenteuse appropriée bénéficiant d'une AMM ou d'une Autorisation Temporaire d'Utilisation (ATU)
- une recommandation temporaire d'utilisation doit avoir été au moins établie par l'Agence Nationale de Sécurité du Médicament, ou bien le prescripteur doit juger « indispensable, au regard des données acquises de la science, le recours à cette spécialité pour améliorer ou stabiliser l'état clinique du patient ».

La loi impose par ailleurs l'information du patient non seulement sur l'absence d'AMM du médicament pour cette utilisation, mais aussi sur l'absence d'alternative médicamenteuse appropriée, les risques encourus, les contraintes et les bénéfices susceptibles d'être apportés par le médicament, et les conditions de prise en charge par l'assurance maladie.

Enfin, le praticien a l'obligation de mentionner sur l'ordonnance « Prescription hors-AMM », et de motiver sa prescription par écrit dans le dossier médical du patient.

Pour ce qui est du cas spécifique des prescriptions hors-RBU, le décret n°2005-1023 du 24 août 2005 (modifié par le décret n°2008-1121 du 31 octobre 2008) (11) relatif au contrat de bon usage des médicaments et des produits et prestations de santé, mentionnés à l'article L.162-22-7 du code de la sécurité sociale, précise que pour qu'un établissement de santé bénéficie du remboursement intégral des spécialités pharmaceutiques financés hors-GHS, leur utilisation doit être conforme aux RBU. Malgré tout, d'après ce décret, une utilisation des produits hors-GHS en dehors du cadre défini par les AMM ou les PTT peut parfois être considérée comme conforme, à défaut, et par exception, en absence d'alternative pour le patient. Le prescripteur doit alors porter au dossier médical l'argumentation qui l'a conduit à prescrire, en faisant référence aux travaux des sociétés savantes ou aux publications des revues internationales à comité de lecture qui appuient sa prescription.

Par ailleurs, le Code de déontologie médicale précise que : « dans les limites fixées par la loi, le médecin est libre de ses prescriptions qui seront celles qu'il estime les plus appropriées en la circonstance » (12). Néanmoins, il fixe une limite : « le médecin doit s'interdire dans les investigations et interventions qu'il pratique, comme dans les thérapeutiques qu'il administre, de faire courir un risque injustifié » (13).

Pour résumer, selon la loi, qu'il s'agisse d'une prescription hors-AMM ou hors-RBU, toute utilisation en dehors du cadre fixé par l'AMM ou les PTT doit être justifiée par des arguments scientifiques solides et des situations cliniques particulières. Ces justifications doivent être portées au dossier médical du patient s'il donne son accord éclairé pour le recours à un tel traitement. A ces obligations légales s'ajoutent une sanction financière pour les établissements de santé ne respectant pas ces conditions pour les médicaments financés hors-GHS.

Les récentes modifications des textes de loi ont permis de donner un cadre légal aux prescriptions hors-AMM ou hors-RBU. Si ces pratiques sont reconnues et officialisées dans des textes législatifs, elles ne sont pas sans risque pour autant.

5. Les risques liés à la prescription hors-AMM

La principale critique de la prescription hors-AMM est liée à la mise en péril de la sécurité du patient : le rapport bénéfice-risque n'est souvent connu que partiellement. Pour de nombreux experts, soit les données scientifiques sur une nouvelle modalité thérapeutique montrent une balance bénéfice-risque favorable et une AMM doit pouvoir être octroyée, puis un remboursement doit être envisagé en fonction de l'amélioration du service médical rendu, soit le dossier est insuffisant, et l'intérêt des patients exige que des essais cliniques complémentaires soient mis en œuvre. Les délais d'obtention des AMM sont de plus en plus courts ; les Autorisations Temporaires d'Utilisation (ATU) permettent l'accès au médicament avant l'AMM *via* l'hôpital. Il serait donc inutile de faire courir des risques aux patients en prescrivant hors-AMM.

Si le recours à une prescription hors-AMM fait potentiellement courir un risque au patient qui en bénéficie, le prescripteur lui aussi se trouve juridiquement dans une situation délicate. En effet, une prescription hors-AMM non médicalement justifiée peut constituer à la fois une faute déontologique, une faute civile, et une faute pénale. Les sanctions prononcées en cas de prise de risque injustifiée peuvent aller de la peine d'avertissement à la radiation ; ces peines sont complétées par des dédommagements financiers en faveur du patient ou de sa famille.

A ces risques peuvent par ailleurs s'ajouter des freins aux développements de certaines thérapeutiques : les prescriptions hors-AMM peuvent potentiellement amener à réduire la possibilité d'inclusion de patients dans les essais cliniques (14).

Enfin, d'un point de vue économique, l'utilisation hors-AMM éventuellement inappropriée des médicaments anticancéreux représente un problème de santé publique. En France, en 2011, les anticancéreux ont représenté à eux seuls environ 76% des dépenses des médicaments hors-GHS dans le secteur privé, avec une dépense totale pour l'année évaluée à environ 416M€ ; les thérapies ciblées représentent à elles seules environ 60% du montant de la liste en sus (15). Un non-respect des conditions de prescriptions hors-RBU serait une entorse au CBU. L'établissement de santé engagé dans ce contrat pourrait donc ne pas bénéficier du remboursement intégral des spécialités pharmaceutiques financées hors-GHS. Ces chiffres nous donnent un aperçu des montants pouvant être engagés.

Après avoir exposé ces différents points de contexte, on comprend bien pourquoi la prescription hors-AMM en oncologie médicale constitue un enjeu à la fois pour les patients, les prescripteurs, les établissements de soins et le système de santé publique. Quelles données sont disponibles sur ces pratiques de prescriptions ? Quelle est leur prévalence en oncologie ? Quel impact sur les budgets de santé ? Dans quels cas ces pratiques sont-elles particulièrement mises en œuvre ? Comment sont-elles justifiées ? Et enfin quel est l'impact des RBU sur ces recours ?

Certaines données de la littérature nous apportent des éléments de réponse.

6. Les prescriptions hors-AMM : les données de la littérature

En médecine générale, la fréquence des prescriptions hors-AMM a été estimée à environ 20% (16) ; en oncologie, elle est estimée à 30%, voire plus selon les études (17,18). De nombreuses études portent sur l'utilisation des médicaments de chimiothérapie hors-AMM. Nous avons choisi d'en présenter ici quelques unes qui ont particulièrement attiré notre attention.

6.1 Etats-Unis

Une enquête réalisée en 1991 par le Government Accountability Office des Etats-Unis auprès des oncologues a rapporté que l'utilisation hors AMM d'un groupe sélectionné de médicaments de chimiothérapie représentait 33% de toutes les prescriptions. Cependant, ce rapport réalisé par les médecins est susceptible d'introduire un biais négatif dans les estimations de l'utilisation hors AMM et, étant donné l'évolution rapide de la technologie dans le domaine des soins cancéreux, ces résultats sont peu susceptibles d'être directement pertinents pour la pratique actuelle.

En revanche, une étude menée en 2010 (7) a exploité les données issues d'un logiciel de prescription utilisé par une cohorte de médecins oncologues répartis sur 122 centres d'oncologie médicale, pour évaluer la prévalence de l'utilisation hors-AMM des médicaments de chimiothérapie les plus fréquemment prescrits. Leur utilisation a été classée comme conforme à l'AMM lorsque la localisation du cancer, le stade et la ligne de traitement étaient conformes aux indications approuvées par la FDA (Food and Drug Administration). Toutes les autres utilisations étaient considérées comme « hors-AMM ». L'utilisation hors-AMM a par la suite été repartie selon la conformité aux recommandations du référentiel du NCCN (National Comprehensive Care Network), qui établit le fondement de la couverture des contrats d'assurance. Dix médicaments de chimiothérapie ont été étudiés : gemcitabine, docétaxel, rituximab, trastuzumab, bortezomib, bevacizumab, cetixumab, pemetrexed, azacitidine et paclitxel lié à l'albumine. L'utilisation hors-AMM s'élevait à 30% des prescriptions. Quatorze pourcents des utilisations hors-AMM étaient conformes à une indication hors-AMM recommandée par le NCCN. Le total des dépenses nationales pour ces médicaments de chimiothérapie, estimées par le Health National Perspectives d'IMS (Intercontinental Marketing Services) s'élevait à 12 milliards de dollars pour l'année 2010 : 7,3 milliards de dollars pour ceux conformes à l'AMM, 2 milliards pour ceux hors-AMM et recommandés par le NCCN.

La prévalence de prescription hors-AMM pour les dix médicaments étudiés est évaluée à 30%, et ce taux diminue de moitié si on s'attache aux recommandations fixées par les organismes qui fondent les couvertures des contrats d'assurance. En tout, ce sont environ 2,7 milliards de dollars attribués à l'usage de ces médicaments hors-recommandations officielles d'utilisation pour l'année 2010 pour les 122 centres d'oncologie médicale étudiés.

6.2 Europe

Une étude des prescriptions hors-AMM de médicaments de chimiothérapie a également été menée en Italie, sur deux semaines choisies au hasard en Mai 2006 (19). Sur les 644 patients inclus, et 1053 médicaments prescrits, environ 19% des prescriptions étaient hors-AMM. Quarante-six pourcents environ de ces cas concernaient des prescriptions de médicaments dans une pathologie d'organe non prévue dans l'AMM du produit, avec de nombreuses références scientifiques justifiant de telles utilisations. Dans 13,6% des cas, il s'agissait de prescriptions dans des contextes de maladies rares. Pour 20% des cas, les médicaments étaient utilisés en association alors que l'AMM prévoyait une monothérapie, ou seuls alors que l'AMM prévoyait une utilisation uniquement en association. Enfin, dans 20% environ des cas, il s'agissait d'un problème de non-respect de la ligne de traitement.

Ce travail confirme que le non-respect des conditions de prescriptions d'un médicament (ligne de traitement et stade de la maladie) et le contexte de maladie rare sont majoritairement retrouvés comme causes de non conformités à l'AMM.

6.3 France

Une étude menée par l'Hôpital Tenon en 2004 (20) a eu pour objectif d'analyser de façon rétrospective 124 prescriptions effectuées hors-AMM en tenant compte des données de la science, de l'existence d'alternatives thérapeutiques ayant l'AMM et des attentes des patients. L'analyse de ces prescriptions a été réalisée par un comité d'experts extérieurs et indépendants.

Les prescriptions hors du cadre de l'AMM étaient réparties en 5 classes :
- Groupe I : prescriptions justifiées scientifiquement, sans alternative possible et satisfaisante dans le cadre de l'AMM
- Groupe II : prescriptions justifiées scientifiquement, avec une alternative possible et satisfaisante dans le cadre de l'AMM
- Groupe III : prescriptions non justifiées scientifiquement avec une alternative possible et satisfaisante dans le cadre de l'AMM
- Groupe IV : prescriptions non justifiées scientifiquement sans alternative possible et satisfaisante dans le cadre de l'AMM
- Groupe V : prescriptions n'ayant pas fait l'objet d'un consensus entre experts

Au global, 62% des prescriptions hors-AMM étaient scientifiquement justifiées, alors que 26% des prescriptions hors-AMM ont été classées comme « Non justifiées scientifiquement ».

Celles pour lesquelles les experts ont considéré qu'une alternative thérapeutique ayant l'AMM était disponible représentent 7% de l'ensemble des prescriptions hors-AMM. Pour les prescriptions du groupe IV (18,5% des prescriptions) et donc pour lesquelles aucune alternative thérapeutique ayant l'AMM n'était envisageable, les experts ont suggéré le recours à des soins palliatifs. Les experts ont néanmoins unanimement reconnu pour ce groupe que les prescriptions étaient « cliniquement justifiées ».

Quinze prescriptions ont été considérées comme inclassables. Cette absence de consensus porte essentiellement sur la justification scientifique des prescriptions, certaines d'entre elles étant considérées comme justifiées par certains et non justifiées par d'autres.

Après analyse rétrospective des prescriptions hors-AMM, les experts concluent donc qu'en grande majorité, les prescriptions hors-AMM étaient justifiées cliniquement et/ou scientifiquement.

Une autre étude (21), menée en 2004 sur deux centres référents en cancérologie, a confronté les pratiques de prescriptions dans les tumeurs solides, aux indications officielles et aux données actualisées de la science. Cette étude portant sur 11 molécules hors-GHS, a évalué le taux de conformité strict à l'AMM à environ 67% des prescriptions, avec, dans 73,8% des cas, une indication reposant sur une étude randomisée de phase III. L'objectif secondaire de ce travail portait sur l'évaluation de l'enjeu économique potentiel en lien avec le respect des contrats de bon usage ; les consommations en médicaments qui se basent sur des études à niveau de preuve faible étaient estimées à environ 5% du coût total étudié.

Quatre ans après, une étude similaire a été réalisée sur ces deux mêmes centres, en confrontant cette fois les pratiques de prescriptions aux RBU. Après intégration des PTT aux pratiques, on observe un bénéfice en légitimité de prescriptions de certains médicaments anticancéreux d'un point de vue réglementaire.

Ces deux travaux montrent un usage maîtrisé des médicaments onéreux dans le traitement des tumeurs solides, et suggèrent que l'élaboration de RBU, et surtout des PTT, a permis de légitimer une proportion non négligeable de leurs utilisations.

La prévalence des usages hors-AMM de médicaments anticancéreux est estimée à 20 voire 30% selon les études ; la rareté de la maladie et le non respect des conditions strictes de prescriptions sont des facteurs explicatifs des recours au hors-AMM. Dans la majorité des cas, des justifications cliniques et/ou scientifiques légitiment ces prescriptions, et l'élaboration des RBU a permis de donner un cadre officiel à certaines pratiques.

Si les RBU ont eu un impact positif sur l'usage hors-AMM des médicaments anticancéreux onéreux, qu'en est-il des médicaments inclus dans les GHS et utilisés hors-AMM ?

En 2010, au Centre de Lutte Contre le Cancer de Dijon, des réunions de concertation ont spécifiquement été créées afin de maîtriser l'ensemble des prescriptions hors-AMM de médicaments anticancéreux, qu'ils soient inclus ou non dans les GHS.

7. *Les réunions de concertation pour la prescription de médicaments hors-AMM au Centre de Lutte Contre le Cancer de Dijon*

L'objectif de ces réunions est de réunir oncologues médicaux et pharmaciens pour valider, aux regards des données actualisées de la science, une prescription hors-AMM de chimiothérapie, qu'elle contienne ou non une molécule financée en sus des GHS, pour un patient particulier. Il s'agit de réunions indépendantes des Réunions de Concertation Pluridisciplinaires.

Ces réunions ont lieu tous les 15 jours depuis Mai 2010.

Chaque clinicien y présente le cas particulier de son patient et expose les justifications de l'emploi du traitement hors-AMM qu'il envisage.

Après échange et expression des différents points de vue des spécialistes présents, l'autorisation de recours au protocole en question est accordée ou non. Elle est donnée pour une durée et un nombre de cures précis, et la méthode d'évaluation du bénéfice de la thérapeutique (par imagerie, par analyse clinique ou biologique) doit être explicitée.

Pour chaque patient dont le dossier est présenté en réunion, un compte rendu de réunion est rempli (voir Annexe 1). La référence bibliographique utilisée pour justifier le recours à la prescription hors-AMM doit être mentionnée sur la feuille de compte-rendu de réunion, et le type d'étude utilisé doit être spécifié. Essai randomisé, étude cas-témoins, étude de cohorte, série de cas ou autres sont à choisir sur la feuille de compte-rendu. Ce compte-rendu est ensuite intégré dans son dossier médical, avec en pièce annexe la ou les publication(s) scientifique(s) justificative(s). Lors de sa prochaine consultation médicale, le patient se verra proposé le traitement hors-AMM et s'il y consent, il signera un accord de soins où il est mentionné qu'il s'agit d'une prescription hors-AMM.

Un double de ce compte-rendu est conservé dans le dossier pharmaceutique du patient.

Ces réunions ont été instaurées au cours de l'année 2010 pour maîtriser l'utilisation hors-AMM des médicaments anticancéreux. Ce système garantit la validation pluridisciplinaire d'un traitement hors-AMM précis, adapté à un patient et une situation clinique particulière, au regard des données actualisées et pertinentes de la science. Après deux ans de mise en pratique, qu'en est-il de cette méthode ? Les objectifs initiaux sont-ils atteints ? Quels seraient éventuellement les éléments à améliorer ? Mais au-delà de l'évaluation de cette méthode, que peut-on dire du bénéfice apporté aux patients concernés ? Et quel est l'impact économique de l'utilisation hors-AMM des médicaments anticancéreux pour l'établissement ?

OBJECTIFS DE L'ETUDE

Le premier objectif de cette étude rétrospective est d'évaluer la méthode utilisée au Centre de Lutte Contre le Cancer de Dijon pour encadrer les prescriptions hors-AMM des médicaments anticancéreux. L'objectif secondaire, en lien avec ce premier travail est d'apporter éventuellement des améliorations à ce système.

Le deuxième objectif de cette étude est de décrire l'impact médical et économique de l'usage hors-AMM des médicaments anticancéreux, pour l'ensemble des patients ayant bénéficié d'un traitement hors-AMM en 2011 et 2012. L'objectif secondaire en lien avec ce deuxième travail est d'évaluer, par sous-groupe, le bénéfice médical et l'impact économique de l'usage hors-AMM des médicaments anticancéreux, pour les atteintes d'organes, et les protocoles les plus fréquemment soumis à validation en 2011 et 2012.

PATIENTS ET METHODE

1. Origine des données

Nous avons procédé à une première phase de recueil de données à partir des doubles des comptes rendus de réunions de concertation pour les prescriptions de médicaments hors-AMM conservés à la Pharmacie à Usage Intérieur du Centre de Lutte Contre le Cancer de Dijon. Ces premières informations ont été complétées avec les données issues des dossiers médicaux des patients. Enfin, les outils informatiques de prescriptions (Gui400® et Clinicom®) nous ont permis de compléter notre recueil.

2. Méthodes d'analyse

2.1 Evaluation des réunions de concertation pluridisciplinaire

L'analyse a porté sur les réunions ayant eu lieu entre le 1er janvier 2011 et le 31 décembre 2012, et sur l'ensemble des dossiers présentés en réunion, quel que soit le type d'organe atteint et quel que soit le médicament anticancéreux prescrit. Les critères d'évaluation définis pour répondre à ce premier objectif sont :
- la cohérence entre médicament validé en réunion et le médicament effectivement administré au patient
- le rythme de présentation des dossiers en réunion
- la pertinence des références bibliographiques utilisées pour appuyer la demande de recours au traitement hors-AMM : les références qui figurent sur les compte-rendus de réunion et les références jointes aux dossiers médicaux des patients.

Ont été considérées comme conformes les références se rapportant au même protocole que celui prescrit en réalité au patient, et dans la même pathologie cancéreuse. Ont donc été considérées comme non conformes les justifications faisant référence à d'autres types de protocoles de chimiothérapie, et utilisés dans d'autres pathologies que le cas cité.
- le taux d'acceptation des demandes de recours à un traitement hors-AMM.

2.2 Evaluation de l'impact médical des prescriptions hors-AMM

Les données par patient ont été analysées en remontant à la première administration du médicament hors-AMM (et donc antérieure à 2011 dans certains cas) et jusqu'à la dernière cure connue à la date du cut-off fixée au 15 septembre 2013. Pour les patients perdus de vue, nous avons censuré les données à la date des dernières nouvelles.

Pour cette évaluation, nous avons procédé dans un premier temps à une analyse portant sur toute la cohorte de patients, puis dans un deuxième temps, à une analyse plus approfondie par type d'organe atteint. Les types d'organes atteints étudiés de façon plus approfondie ont été choisis parmi ceux les plus fréquemment représentés.

Pour évaluer l'impact médical du recours à un traitement hors-AMM, nous avons choisi d'analyser trois critères principaux :
- la durée de la ligne de traitement hors-AMM. Elle a été définie comme le temps entre la date de la première cure et la date de l'échec du traitement. La date d'échec du traitement a été définie comme la date de changement de ligne de traitement, ou la date de déclaration en soins palliatifs, ou la date de décès du patient. Pour ce critère, ont été systématiquement exclus les patients déclarés en rémission complète au 15/09/2013 ou toujours en cours de traitement par une ligne hors-AMM validée en 2011 ou 2012.
- la cause de l'arrêt de la ligne de traitement hors-AMM : progression de la maladie, toxicité importante, ou décès prématuré du patient.
- le temps entre la dernière cure de la dernière ligne de traitement hors-AMM et le décès du patient. Ont été systématiquement exclus les patients ayant bénéficié d'une autre ligne de traitement à l'arrêt de la ligne hors-AMM.

Nous avons évalué l'impact médical en terme de survie globale et de survie sans progression sur un échantillon de la population de l'étude, par type d'organe atteint, et pour les traitements fréquemment prescrits. Ces données ont été évaluées par la méthode de Kaplan-Meier. La survie globale a été définie comme l'intervalle de temps entre la date de début du traitement et la date du décès. La survie sans progression a, quant à elle, été définie comme l'intervalle de temps entre la date de début du traitement et la date de changement de ligne ou d'arrêt du traitement ou de décès (la date d'évènement choisie étant celle survenue en premier). Tout patient n'ayant pas eu l'événement observé au 15/09/2013 était censuré à la date des dernières nouvelles. Chaque résultat a été présenté avec un intervalle de confiance à 95%.

2.3 *Evaluation de l'impact économique des prescriptions hors-AMM*

Les évaluations économiques tiennent compte uniquement des coûts directs en termes de dépenses médicamenteuses. N'ont donc pas été pris en compte les coûts directs médicaux ou non médicaux liés à l'hospitalisation des patients pour la réalisation des cures de chimiothérapie ou pour la prise en charge d'effets indésirables, les examens d'imagerie réalisés pour les évaluations thérapeutiques, les prescriptions de médicaments adjuvants.

Pour évaluer l'impact économique du recours à un traitement hors-AMM nous avons choisi d'analyser deux critères :

- les dépenses médicamenteuses pour l'ensemble des patients inclus, en fonction du nombre de cures réalisées, rapporté aux dépenses médicamenteuses de l'établissement sur une période de 2 ans
- pour les molécules onéreuses et par sous-type de pathologie d'organe, le total des dépenses médicamenteuses hors-AMM, rapporté aux dépenses de l'établissement par molécule et pour la pathologie donnée, sur une période de 2 ans.

Un coût moyen par cure a été estimé pour un poids et une surface corporelle fixés à 70 kg et 1,75 m^2.

RESULTATS

1. **Evaluation des réunions** de concertation pour la prescription de médicaments anticancéreux hors-AMM du 1er janvier 2011 au 31 décembre 2012

Sur la période étudiée, une cinquantaine de réunions de concertation pour la prescription de médicaments hors-AMM ont eu lieu. Trois cents quatre patients (51,6% d'hommes et 48,4% de femmes) ont bénéficié d'un traitement hors-AMM validé lors de ces réunions. Cinq cent trente-huit dossiers de demande de traitement hors-AMM ont été présentés en réunion, pour 374 lignes de traitement hors-AMM différentes. En moyenne, une dizaine de dossiers de demande de traitement hors-AMM sont donc présentés à chaque réunion, qu'il s'agisse d'une demande pour un patient n'ayant jamais bénéficié d'un traitement hors-AMM, d'une nouvelle ligne de traitement pour un patient déjà traité hors-AMM, ou d'un renouvellement de demande pour une ligne déjà autorisée pour un patient donné.

1.1 Description des demandes de recours à un traitement anticancéreux hors-AMM

1.1.1 Types d'atteintes

La répartition de ces demandes selon le type d'organe atteint est présentée dans la figure ci-dessous. Les patients présentés à plusieurs reprises pour une même atteinte cancéreuse n'ont été comptabilisés qu'une fois.

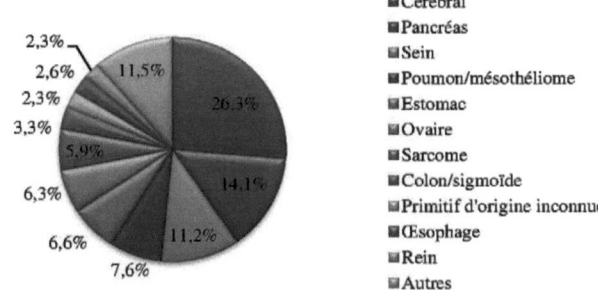

Figure 1- Fréquence des prescriptions hors-AMM par type de localisation cancéreuse

Environ 1/4 des patients présentés lors des réunions de prescriptions hors-AMM sont atteints d'une tumeur cérébrale, 1/6 d'une tumeur du pancréas et 1 patient sur 10 d'une tumeur du sein. Ces 3 localisations représentent la moitié des patients présentés lors des réunions de prescriptions hors-AMM. La catégorie *« Autres »* englobe des maladies d'organes aux fréquences inférieures à 2% (rectum, canal anal, cholangiocarcinome, l'association de deux primitifs, vessie, ORL, prostate, foie, testicule...).

A noter que pour 7 patients, il s'agissait d'un traitement hors-AMM dans le cadre d'une stratégie adjuvante. Néanmoins, la majorité des patients étaient porteurs d'une maladie au stade métastatique lorsqu'ont été faites les demandes de recours à un traitement hors-AMM (53,6% des patients). Remarquons ici que les atteintes cancéreuses du système nerveux central ne donnent pas lieu à l'apparition de métastases à distance.

1.1.2 Ligne de traitement

La ligne de traitement validée en réunion s'insère dans la stratégie de prise en charge médicamenteuse en première intention pour 56 lignes de traitement, en deuxième intention pour 129 lignes de traitement, et en troisième intention pour 99 lignes de traitement. Dans les autres cas, il s'agissait de lignes de traitement plus avancées.

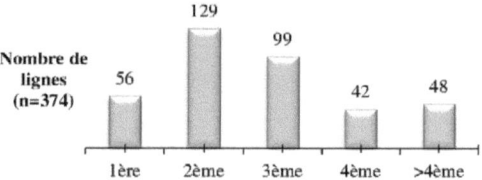

Figure 2 - Cohorte : Numéros des lignes de traitement

Parmi les 56 patients dont la ligne de traitement hors-AMM est une première ligne de traitement, pour 23 d'entre eux, il s'agit d'un traitement par Folfirinox (association d'oxaliplatine, irinotécan, 5-fluorouracile et acide lévofolinique) pour la prise en charge d'un cancer du pancréas.

Soixante patients ont bénéficié de deux lignes de traitement hors-AMM différentes ; 8 patients en ont eu plus de deux. Un patient a bénéficié de quatre lignes de traitement hors-AMM différentes.

Parmi les patients ayant bénéficié d'une deuxième ligne de traitement hors-AMM, seules certaines pathologies d'organes sont concernées et certaines sont plus fréquemment retrouvées que d'autres : cérébral (40%), pancréas (26,7%), sein (11,7%).

Parmi les patients ayant bénéficié d'une troisième ligne de traitement hors-AMM, on retrouve majoritairement des patients porteurs d'atteintes à l'estomac et au sein.

Pour 57,6% des patients, la ligne de traitement validée en réunion aura été la dernière ligne de traitement prescrite.

1.2 Cohérence entre traitement hors-AMM demandé et autorisé et traitement hors-AMM administré

Nous avons pu relever 12 incohérences entre traitement demandé et validé en réunion et traitement administré en réalité. On entend par « traitement demandé et validé en réunion » le traitement qui figure sur la feuille de compte rendu de réunion. Pour 5 cas sur 12, ces incohérences sont du fait de l'inscription sur ces feuilles de compte rendu, d'une partie seulement du traitement réalisé, et non du traitement en totalité (exemple : inscription de trastuzumab au lieu de trastuzumab en association avec Folfox administré pour un adénocarcinome gastrique).

1.3 Cohérence dans le rythme de présentations des dossiers

Pour les 374 lignes de traitement hors-AMM validées en réunion, le délai entre la date de première présentation en réunion et la date effective de la première chimiothérapie administrée a été calculé. Dans 84% des cas, les dossiers étaient présentés en réunion après la première administration au patient. Le dossier était présenté en réunion avec un retard médian de 10 jours (+/- 37 jours) par rapport à la date d'administration du traitement.

Pour ce qui est de la concordance entre la date de nouvelle présentation en réunion pour une demande de renouvellement d'autorisation et la durée autorisée à la précédente réunion, pour 159 délais calculés entre 2 présentations pour une même ligne de chimio hors-AMM, 72,3% des demandes de renouvellement ont été présentées en retard par rapport à la durée autorisée.

Sur 374 lignes de traitement validées en réunion hors-AMM, dans 23% des cas le nombre de cures réalisées en pratique était égal au nombre de cures validées en réunion. Pour 46% des cas, le nombre de cures réalisées était plus important que le nombre de cures validées.

1.4 Références bibliographiques citées

Les feuilles de compte-rendu citent 131 essais randomisés, 7 études cas-témoins, 21 études de cohorte, 20 séries de cas et 15 autres types d'essais. Pour 180 feuilles de compte-rendu de réunion (48,1%), cet item n'est pas renseigné.

Dans les dossiers médicaux des patients, en revanche, dans 67,3% des cas, nous avons pu relever la présence d'une copie de la référence bibliographique justifiant le recours à la prescription hors-AMM. Si on exclut spécifiquement les traitements par Folfirinox pour la prise en charge des cancers du pancréas, 72,7% de justificatifs étaient retrouvés dans les dossiers patients.

Pour les pathologies d'organes que nous avons analysées plus finement par la suite, nous avons évalué la pertinence des justifications bibliographiques. Parmi les références retrouvées dans les dossiers médicaux des patients, pour un total de 236 lignes de traitements hors-AMM, 177 lignes étaient justifiées par une référence bibliographique dans le dossier médical du patient (75%) ; 63 d'entre elles n'étaient pas conformes au traitement ou à la situation clinique du patient. Ceci porte à 51% la proportion de dossiers médicaux non conformes du point de vue de la justification bibliographique du traitement hors-AMM.

1.5 Taux d'acceptation des demandes de recours à un traitement hors-AMM

La totalité des demandes de traitement hors-AMM a été acceptée lors des réunions de concertation, puisque sur les 534 dossiers présentés, seul un a été refusé.

Par ailleurs, notons ici que 112 cas déclarés sans alternative au moment de la présentation du dossier en réunion ont finalement bénéficié d'une autre ligne de traitement par la suite, avec pour 90,1% des cas une poursuite par un traitement standard disposant d'une AMM, et pour les autres, une poursuite par une autre ligne de traitement hors-AMM.

Au total, pour ce qui est de l'évaluation de la méthode mise en œuvre pour maîtriser le recours au hors-AMM, et en s'attachant aux trois critères principaux définis, on constate tout d'abord que les feuilles de compte rendu de réunion sont insuffisamment remplies. Le médicament administré ou la référence bibliographique justificatrice sont deux éléments importants, mais malgré tout renseignés de façon imprécise sur ces feuilles. Par ailleurs, dans 84% des cas, les dossiers patients étaient présentés en réunion après la première cure hors-AMM. Et pour les renouvellements d'autorisation de recours à un traitement hors-AMM, dans 72,3% des cas, les demandes ont été présentées en retard par rapport à la durée initialement autorisée. Enfin, on constate qu'après concertation multidisciplinaire, la totalité des demandes a été validée ; cela suggère que les argumentations cliniques et scientifiques de la nécessité du recours au hors-AMM étaient pertinentes.

2. Evaluation des **prescriptions** de médicaments hors-AMM

2.1 Analyse portant sur l'ensemble des patients

2.1.1 Caractéristiques des patients

Au 15 septembre 2013, sur les 304 patients de notre étude, 64 étaient encore vivants (21%). Les 16 patients perdus de vus ont été considérés comme décédés au 15/09/2013 : à la date des dernières nouvelles, il avait été convenu, en concertation avec la famille, de poursuivre la prise en charge par des soins de confort uniquement devant le stade avancé de la maladie. En tenant compte de ces données, on admet que 79% des patients sont décédés à la date du cut-off.

Les caractéristiques démographiques des patients inclus dans cette étude figurent dans le tableau 1. Elles sont présentées dans la première colonne pour l'ensemble de la cohorte, puis pour chacune des atteintes d'organes que nous détaillerons par la suite.

Onze patients étaient en rémission complète au 15/09/2013. Parmi ces patients, dans 6 cas il s'agissait d'une chimiothérapie hors-AMM après traitement curatif par chirurgie en association ou non à de la radiothérapie. Pour deux d'entre eux, la rémission est effective plus de deux ans après l'administration de la dernière cure de chimiothérapie ; pour 2 patients, cette rémission est effective plus d'un an mais moins de deux ans après l'administration de la dernière cure de chimiothérapie. Pour les 7 autres patients, la rémission est effective depuis moins de un an, avec un temps médian de suivi d'environ 9 mois (sur minium 6 mois et maximum 11 mois).

Tableau 1 - Données démographiques de la cohorte de patients

	Total	SNC	Pancréas	Sein	Poumon	Estomac	Ovaire	Sarcome
Nombre de patients	304	80 (26%)	43 (14%)	34 (11%)	23 (7,6%)	20 (6,5%)	20 (6,5%)	18 (6%)
Age médian (minimum-maximum)	61 (20-88)	56 (19-78)	64 (37-87)	59 (37-81)	66 (45-81)	65 (25-88)	67 (34-78)	64 (22-88)
Sexe								
• Femme	147	35	16	34	8	5	20	7
• Homme	157	45	27	-	15	15	-	11
Nombre de patients vivants au 15/09/2013 (%)	64 (21%)	11 (18%)	10 (23%)	9 (26%)	8 (35%)	8 (40%)	9 (45%)	4 (22%)
Nombre de patients perdus de vue	16	14	1	-	-	-	-	-
Nombre de patients en rémission complète au 15/09/2013	11	1	1	1	2	4	1	1
Nombre de lignes de traitement prescrites hors-AMM	374	103	61	42	25	28	19	21
PS à l'initiation de la ligne de traitement								
• 0-1	282	62	51	35	22	23	17	16
• 2-3	91	40	10	7	3	5	2	5
• 4	1	1	-	-	-	-	-	-
Nombre de lignes en adjuvant	7	0	0	2	1	2	1	0
Lignes en cours au 15/09/2013	15	4	2	-	1	2	-	-
Numéro de la ligne de traitement								
• 1ère intention	56	14	23	1	3	6	1	4
• 2ème intention	129	50	14	10	12	12	5	2
• >2ème intention	189	39	24	31	10	10	13	15
Lignes de traitement suivies d'une autre ligne de chimiothérapie								
	182 (49%)	16 (20%)	38 (62%)	26 (62%)	13 (52%)	15 (58%)	16 (84%)	6 (29%)
Taux de conformité des dossiers médicaux pour la justification bibliographique des lignes hors-AMM								
	NE	43%	43%	20%	72%	46%	50%	72%

SNC : Système Nerveux Central ; NE : Non Evalué ; PS : Performans Status

2.1.2 Durée des lignes de traitement hors-AMM et causes d'arrêt des traitements

Les durées de traitement des lignes hors-AMM validées en réunion et qui ont été arrêtées avant le 15/09/2013 sont reportées dans la figure suivante.

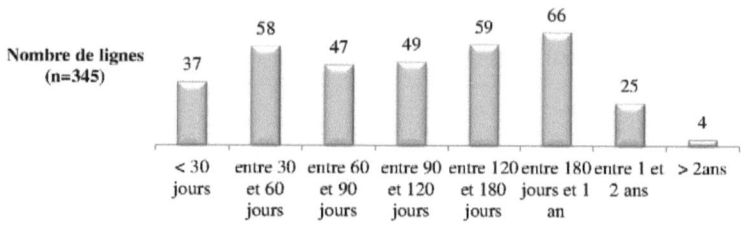

Figure 3 - Cohorte : Durée des lignes de traitements hors-AMM

Pour 27% des cas, le traitement a été maintenu plus de 6 mois.

Notons que pour 42 patients, une seule cure de traitement hors-AMM a été réalisée. Pour 36 de ces 42 patients, il avait été convenu de faire au moins deux cures de traitement hors-AMM ; pour 13 d'entre eux (31%), une toxicité importante induite par la chimiothérapie hors-AMM a été déclarée comme cause de l'arrêt prématuré du traitement et notifiée dans le dossier médical du patient.

Pour les 345 lignes de traitement validées puis arrêtées sur la période de l'étude, nous avons déterminé les causes d'arrêt des traitements. Dans environ 62% des cas, l'arrêt du traitement faisait suite à une mise en évidence d'une progression de la maladie. Parmi ces cas, certains ont ensuite donné lieu à la prescription d'une nouvelle ligne de traitement (53,5%) ; pour d'autres, la date d'arrêt du traitement est la date de déclaration en soins palliatifs (46,5%).

Pour 12% des patients, le décès est la cause de l'arrêt du traitement : pas de trace de déclaration d'arrêt des traitements spécifiques ou de poursuite de soins palliatifs seuls dans le dossier médical.

Pour environ 20% des cas, l'arrêt de la ligne hors-AMM est motivée par une toxicité importante du traitement : neurotoxicité, hématotoxicité, diarrhées...

Enfin, pour les autres cas, la ligne est suspendue pour pause thérapeutique ou rémission, ou pour toute autre cause ne figurant pas dans les catégories précédemment décrites.

Dans la figure suivante, nous avons représenté, selon la durée de la ligne de traitement, les proportions d'arrêt pour cause de progression, toxicité ou décès.

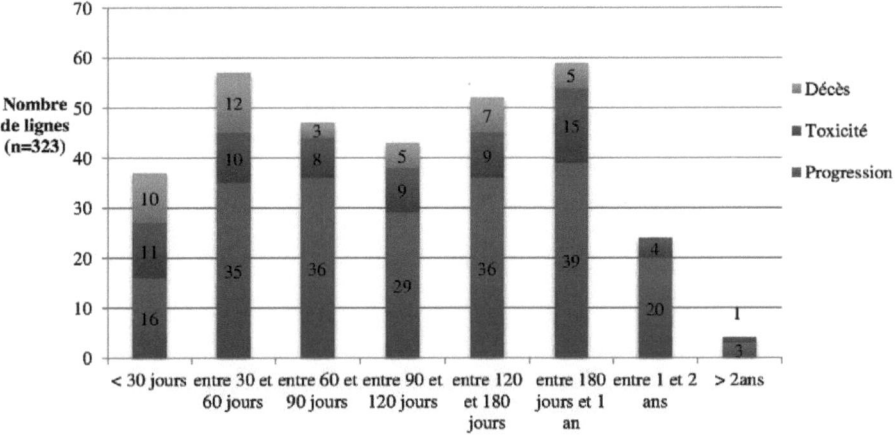

Figure 4 - Cohorte : Durée des lignes de traitements hors-AMM et causes d'arrêt des traitements

L'incidence des arrêts pour cause de toxicité tardive du traitement semble augmenter particulièrement après 6 mois de traitement par la même ligne de chimiothérapie anticancéreuse.

2.1.3 Temps entre la dernière cure hors-AMM et le décès

A la date du 15/09/2013, 240 patients étaient décédés (79%) ; pour 64,6% des patients décédés, la ligne de traitement hors-AMM aura été la dernière ligne de traitement. Pour chaque patient décédé, nous avons représenté dans la figure suivante le temps entre la dernière cure hors-AMM et la date de décès des patients. Les patients ayant bénéficié d'une autre ligne de traitement à l'arrêt de la ligne hors-AMM et les patients perdus de vue ont été exclus de cette analyse. Cent cinquante-cinq patients sont concernés.

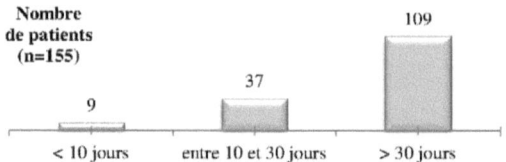

Figure 5 - Cohorte : Temps entre la dernière cure de dernière ligne de traitement hors-AMM et le décès

Parmi ces patients, quarante-six, ont été traités par chimiothérapie dans le mois précédant leur décès. Ceci porte à environ 20% la proportion de patients décédés ayant bénéficié d'une chimiothérapie dans le mois précédant leur décès. Parmi ces patients, la moitié avait un PS évalué à 0-1 à l'initiation de cette dernière ligne de traitement ; pour l'autre moitié, il était évalué à 2-3.

Il nous a semblé intéressant d'évaluer le nombre de cures de dernières lignes réalisées avant décès pour ces mêmes patients (figure 6).

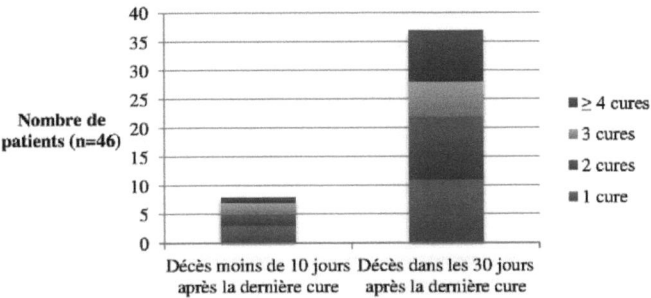

Figure 6 – Nombre de cures de dernière ligne de traitement hors-AMM réalisées avant décès
(patients ayant eu une cure de chimiothérapie dans le mois précédent leur décès)

Dans plus de la moitié des cas, lorsque le décès est survenu dans le mois suivant l'administration d'une cure de chimiothérapie, le traitement hors-AMM n'avait pu être administré qu'à une ou deux reprises. Et 14 patients sont décédés après une unique cure du traitement hors-AMM, et dans le mois suivant cette cure.

2.1.4 Analyse de l'impact économique sur la consommation de médicaments pour l'établissement

Deux cent quarante-quatre protocoles prescrits hors-AMM incluent l'usage d'un médicament hors-GHS, soit 45,7% des dossiers présentés. Notons ici que docétaxel a été considérée comme molécule onéreuse (radiation de la liste des médicaments financés en sus des GHS le 01/03/2012), alors que paclitaxel, oxaliplatine (radiation de la liste des médicaments financés en sus des GHS le 01/03/2010), gemcitabine et irinotécan (radiation de la liste des médicaments fiancés en sus des GHS le 01/03/2011), ont été considérées comme molécules inclues dans les GHS.

Nous avons estimé la dépense en médicaments prescrits hors-AMM pour les 238 patients porteurs des atteintes cancéreuses les plus fréquemment retrouvées, et sur la durée totale de prescription (du début de la ligne de traitement à la date de dernière cure connue au 15/09/2013). On évalue ces dépenses à environ 2,8M€. Le détail par type d'organes atteint figure dans le graphique suivant.

Figure 7 – Cohorte : Estimation des dépenses en médicaments prescrits hors-AMM par organe atteint pour la durée totale de prescription de la ligne de traitement

Les dépenses médicamenteuses engendrées par l'activité de chimiothérapie pour l'ensemble de l'établissement sont évaluées pour l'année 2011 et l'année 2012 respectivement à 8 971 008€ et 9 302 396€, soit un total d'environ 18,3M€. La part attribuée aux chimiothérapies hors-AMM, en considérant que la période d'étude peut être approximativement ramenée à 2 ans, représente donc environ 15% du budget de l'établissement alloué aux dépenses médicamenteuses.

2.2 Atteintes du Système Nerveux Central

2.2.1 Caractéristiques des patients

Dans ce sous-groupe figurent les patients atteints de glioblastomes, oligodendrogliomes, gliomes, astrocytomes, oligoastrocytomes, méningiomes anaplasiques, médulloblastomes, et épendymomes. Au total, 80 patients sont porteurs d'une atteinte cancéreuse du Système Nerveux Central (SNC).

Sur les 7 patients vivants au 15/09/2013, un seul patient, initialement porteur d'un médulloblatome, était déclaré en rémission complète au 15/09/2013, et ceci plus d'un an après sa dernière cure de chimiothérapie.

La fréquence de prescription par type de chimiothérapie est représentée dans la figure suivante. Le détail des protocoles prescrits ainsi que les justifications bibliographiques portées aux dossiers médicaux figurent dans l'Annexe 2.

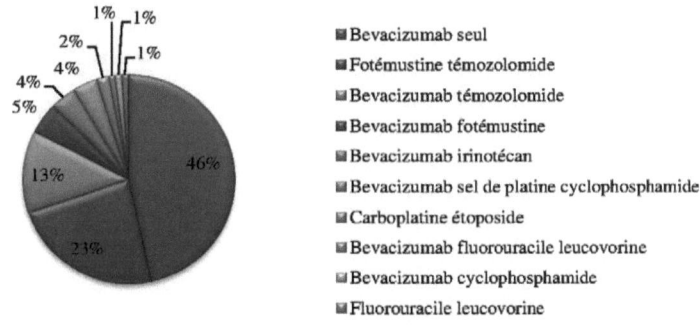

Figure 8 - Système Nerveux Central : Protocoles prescrits et fréquence

Environ 75% des prescriptions hors-AMM pour la prise en charge des atteintes du SNC font intervenir bevacizumab, soit en monothérapie (environ 47% des cas), soit en association avec un autre médicament anti-cancéreux (27%).

2.2.2 Durée des lignes de traitement hors-AMM et causes d'arrêt des traitements

Les durées de traitement des lignes hors-AMM validées en réunion et qui ont été arrêtées avant le 15/09/2013 sont reportées dans la figure suivante.

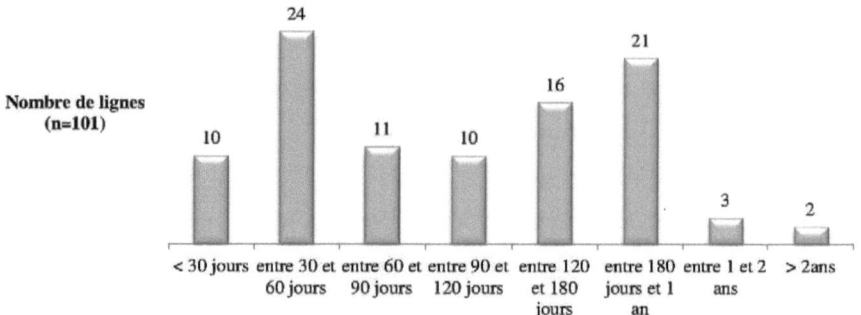

Figure 9 - Système Nerveux Central : *Durée d'*administration des lignes hors-AMM

Pour un peu plus de 32% des cas, la ligne de hors-AMM a pu être administrée pendant plus de 6 mois. Huit lignes de traitement ont été administrées une fois ; le traitement a été stoppé devant la progression clinique de la maladie.

Dans la figure suivante, nous avons représenté, selon la durée de la ligne de traitement, les proportions d'arrêts pour cause de progression, toxicité ou décès.

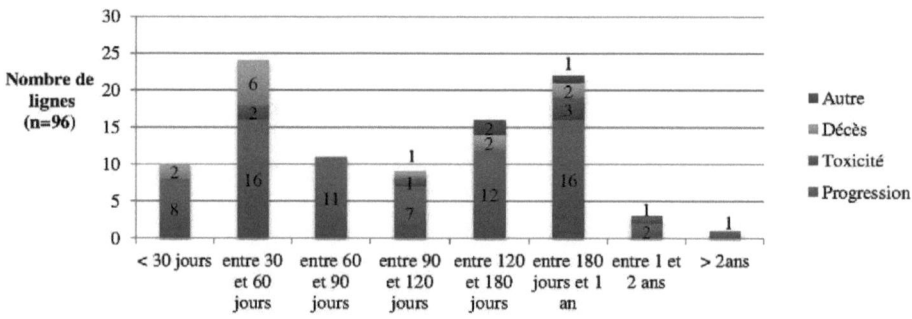

Figure 10 - Système Nerveux Central : *Durée et causes d'arrêt des lignes de traitement*

Pour environ 76% des cas, l'arrêt du traitement faisait suite à la mise en évidence d'une progression de la maladie, autrement dit, suite à l'échec du traitement. Parmi ces cas, certains ont ensuite donné lieu à la prescription d'une nouvelle ligne de traitement (20%), pour d'autres, la date d'arrêt du traitement est la date de déclaration en soins palliatifs.

Pour 7 lignes de traitement, des effets indésirables importants ont motivé l'arrêt du traitement ; il s'agissait majoritairement de problèmes d'hématotoxicité (témozolomide). Un cas de survenue d'hypertension artérielle pulmonaire a été imputé à l'utilisation de bevacizumab (après 13 cures de bevacizumab).

Pour 14% des patients, le décès est la cause de l'arrêt du traitement : pas de trace de déclaration d'arrêt des traitements spécifiques ou de poursuite de soins palliatifs seuls dans le dossier médical. Parmi ces patients, le nombre médian de cures hors-AMM est de 3 (minimum une cure réalisée et maximum 12 cures réalisées avant décès).

2.2.3 Temps entre dernière cure hors-AMM et décès

Près de 41% des patients sont décédés au cours de la période d'autorisation de traitement par une ligne hors-AMM, et pour 80% des patients décédés, la ligne de traitement hors-AMM était la dernière ligne de chimiothérapie.

Pour chaque patient décédé, nous avons représenté dans la figure suivante, le temps entre la dernière cure hors-AMM et la date de décès des patients. Seuls les 56 patients pour lesquels nous connaissons la date exacte du décès sont comptabilisés ici. Ont été exclus les patients ayant bénéficié d'une autre ligne de traitement par la suite.

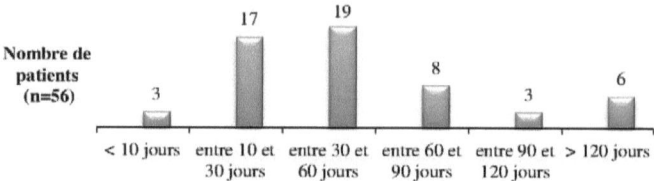

Figure 11 - Système Nerveux Central : Temps entre la dernière cure de dernière ligne de chimiothérapie hors-AMM et le décès

Vingt patients ont donc bénéficié d'une cure de chimiothérapie dans le mois précédant leur décès. Parmi ces 20 patients, le nombre médian de cures de chimiothérapie réalisé avant décès est évalué à 5 cures (minimum 1, et maximum 9).

2.2.4 Impact en survie de l'utilisation de bevacizumab en monothérapie

Quarante-neuf patients sont concernés. Le suivi médian depuis la date de début du traitement est de 30,2 mois (IC95% = [17,3 ; ND]).

Pour 5 patients, cette stratégie de prise en charge s'inscrivait en première intention après mise en évidence d'une rechute suite au traitement par radio-chimiothérapie classique. Pour 33 patients, il s'agissait d'une deuxième ligne de traitement de la rechute. Pour les 11 autres patients, il s'agissait d'une ligne de traitement plus avancée.

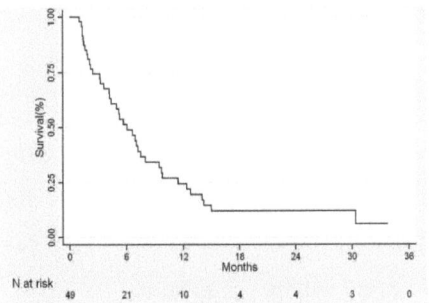

Figure 12 - Système Nerveux Central : Estimation de la Survie Globale sous bevacizumab monothérapie par la méthode de Kaplan-Meier

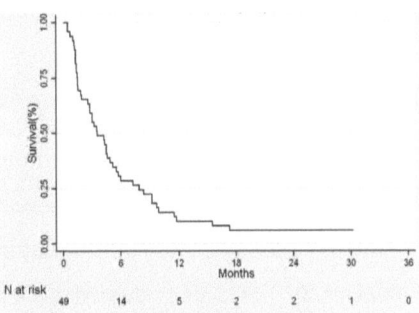

Figure 13 - Système Nerveux Central : Estimation de la Survie Sans Progression sous bevacizumab monothérapie par la méthode de Kaplan-Meier

Sur 49 personnes, 39 sont décédées. La médiane de survie globale est de 6,05 mois (IC95% = [4,2 ; 8,0]). Pour l'évaluation de la survie sans progression, sur 49 personnes, 46 ont eu l'évènement. La médiane de survie sans progression est de 3,5 mois (IC95% = [2,6 ; 4,9]).

2.2.5 Impact économique

Pour les années 2011 et 2012, les dépenses de bevacizumab de l'établissement, toutes pathologies d'organes confondues, représentent environ 5,6M€ ; pour le traitement hors-AMM des atteintes cérébrales des 80 patients inclus dans cette étude et pour 856 cures administrées, on peut estimer à 1,6M€ les dépenses en bevacizumab, soit environ 29% du budget de l'établissement pour ce médicament sur ces deux années.

2.3 Cancer du pancréas

2.3.1 Caractéristiques des patients

Quarante-trois patients porteurs d'un cancer du pancréas ont pu bénéficier d'un traitement par une chimiothérapie hors-AMM, soit environ 14% de l'ensemble des patients ayant pu bénéficier d'un traitement hors-AMM en 2011 et 2012. Pour ces patients, 61 lignes de traitement hors-AMM ont été validées en réunion.

Les fréquences de prescriptions par type de protocoles figurent dans la figure suivante : pour plus de la moitié des cas, le traitement prescrit hors-AMM est une polychimiothérapie associant oxaliplatine, irinotécan, 5-fluorouracile et acide lévofolinique (Folfirinox).

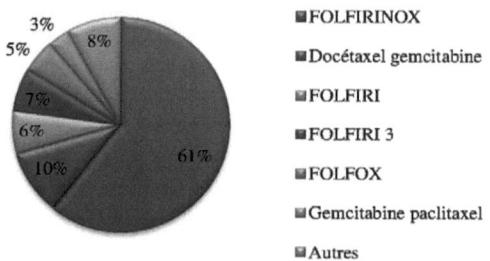

Figure 14 - Pancréas : Protocoles prescrits hors-AMM et fréquence (n=61 lignes de traitements)

Au 15/09/2013, 10 patients (23,2%) étaient encore vivants ; le patient perdu de vue a été considéré comme décédé, ce qui porte à environ 77% la proportion de patients décédés.

Parmi les patients vivants, la durée médiane de survie depuis la date de la première cure hors-AMM est estimée à environ 22 mois (minimum et maximum respectivement arrondis à 10 et 34 mois). Parmi ces patients vivants, un patient est en rémission complète ; après chirurgie et chimiothérapie adjuvante en 2009, il a présenté une métastase pulmonaire unique à la fin de l'année 2010, traitée par radiothérapie stéréotaxique puis Folfirinox ; sa dernière cure a eu lieu le 11/07/2011.

2.3.2 Durée des lignes de traitements hors-AMM et causes d'arrêts

Les durées de traitement des lignes hors-AMM validées en réunion et qui ont été arrêtées avant le 15/09/2013 sont reportées dans la figure suivante. Une ligne de traitement validée en réunion n'a jamais été administrée au patient.

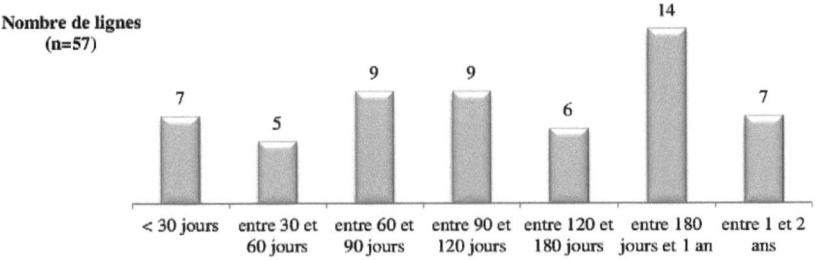

Figure 15 - Pancréas : Durée de la ligne de traitement hors-AMM

Pour plus de la moitié des cas, le traitement a pu être maintenu pendant plus de 3 mois.

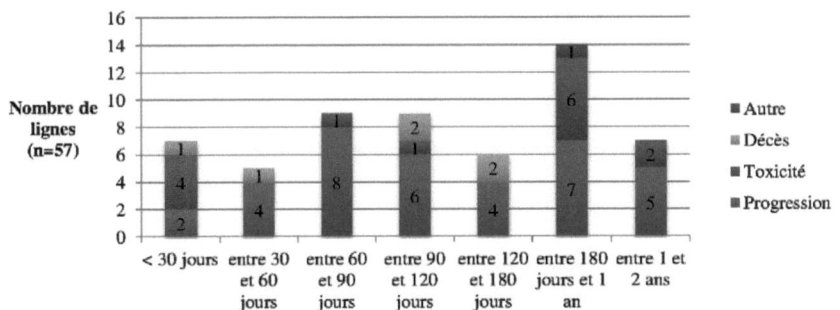

Figure 16 - Durée des lignes de traitements hors-AMM et causes d'arrêt (n=57)

Les toxicités aigues ayant motivé l'arrêt des traitements dans le mois suivant leur initiation étaient à types de troubles digestifs (nausées, vomissements et diarrhées) ; les toxicités tardives rapportées étaient majoritairement à type de neurotoxicité, avec une forte incidence après 6 mois de traitement.

2.3.3 Temps entre dernière cure hors-AMM et décès

Pour chaque patient décédé, nous avons représenté dans la figure ci-dessous le temps entre la dernière cure hors-AMM et la date de décès des patients. Vingt et un patients sont concernés.

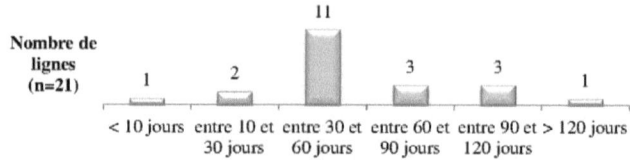

Figure 17 - Pancréas : Temps entre la date de la dernière cure de dernière ligne hors-AMM et le décès

Trois patients sont décédés 1 mois après une dernière cure de dernière ligne de chimiothérapie hors-AMM. Un patient est décédé 6 jours après l'administration d'une première cure de Folfirinox en deuxième ligne de traitement d'un cancer métastatique du pancréas (PS à l'initiation du traitement à 1). Pour les deux autres patients, le décès est survenu après une deuxième cure de Folfirinox en première ligne de traitement pour l'un, et après une première cure associant docétaxel et gemcitabine en deuxième ligne de traitement pour l'autre.

2.3.4 Impact en survie de l'utilisation de Folfirinox

Il nous a paru intéressant d'évaluer l'impact médical associé à l'utilisation de ce protocole pour la prise en charge des cancers du pancréas. Le suivi médian depuis la date de début du traitement est de 23,0 mois (IC95% = [16,9 ; 29,9]) pour les 35 sujets. Pour 22 patients (63%), il s'agissait d'une première ligne de traitement ; il s'agissait d'un traitement de deuxième intention pour 8 patients.

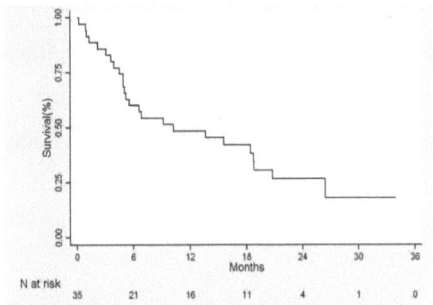

Figure 18 - Pancréas : Estimation de la Survie Globale sous Folfirinox par la méthode de Kaplan-Meier

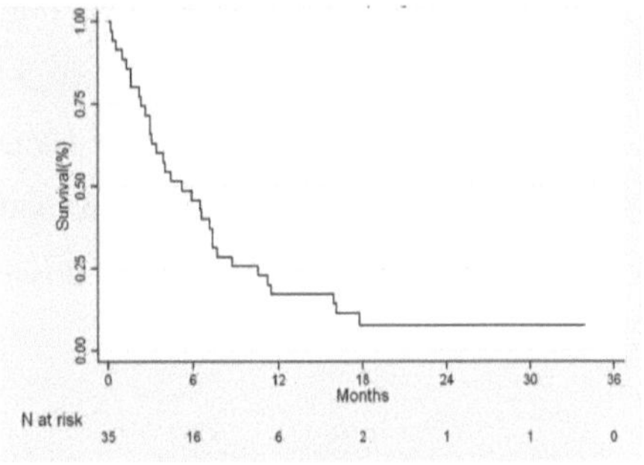

Figure 19 - Pancréas : Estimation de la Survie Sans Progression sous Folfirinox par la méthode de Kaplan-Meier

Sur 35 personnes, 25 sont décédées. La médiane de survie globale est de 10,2 mois (IC95% = [5,1 ; 18,8]). Pour ce qui est de l'estimation de la survie sans progression, sur 35 personnes, 32 ont eu l'évènement. La médiane de survie sans progression est de 5,2 mois (IC95% = [3,0 ; 7,4]).

2.3.5 Impact économique

Les dépenses relatives à l'emploi du protocole Folfirinox hors-AMM pour la prise en charge des patients inclus dans cette étude et atteints d'un cancer du pancréas sont estimées à environ 8 500€.

2.4 Cancers du sein

2.4.1 Caractéristiques des patients

Trente-quatre patientes porteuses d'un cancer du sein ont pu bénéficier d'un traitement hors-AMM en 2011 et 2012. De nombreuses demandes concernaient des associations de bevacizumab à une autre mono-chimiothérapie (15 patientes) ou à une bi-chimiothérapie (7 patientes), ou de trastuzumab à une monochimiothérapie (9 patientes). Quatre patientes ont eu deux lignes de traitement hors-AMM différentes ; deux patientes ont eu 3 lignes de traitements hors-AMM différentes. Pour 14 patientes, la ligne de traitement hors-AMM était la dernière ligne de traitement. Le détail des protocoles prescrits ainsi que les justifications bibliographiques portées aux dossiers médicaux des patientes figurent dans l'Annexe 3.

2.4.2 Durée des lignes de traitement hors-AMM et causes d'arrêts des traitements

Les durées de traitement des lignes hors-AMM validées en réunion et qui ont été arrêtées avant le 15/09/2013 sont reportées dans la figure suivante.

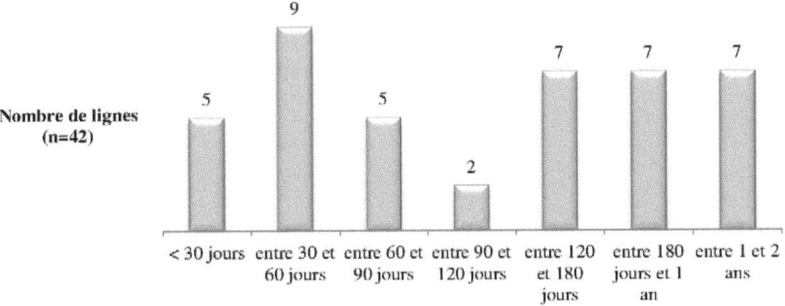

Figure 20 - Sein : *Durée d'administration des* lignes hors-AMM

La moitié des lignes hors-AMM ont été administrées pendant plus de 6 mois. Pour ce qui est des traitements administrés sur une durée inférieure à 1 mois, dans 4 cas aucune chimiothérapie n'a été prescrite par la suite ; la survenue d'effets indésirables importants et la progression de la maladie ont motivé l'arrêt de 4 lignes sur 5.

Dans environ 37% des cas, et toutes durées de traitements confondues, la cause de l'arrêt du traitement notifiée dans le dossier médical de la patiente est la toxicité importante de la chimiothérapie. Les effets indésirables décrits et imputés au traitement sont majoritairement à type de troubles digestifs importants ou d'atteintes cutanées.

Dans la moitié des cas, l'arrêt est motivé par une progression de la maladie ; pour près de 64% de ces cas de progression sous traitement, une autre ligne de chimiothérapie a été prescrite à l'arrêt de la ligne hors-AMM.

2.4.3 Temps entre la dernière cure hors-AMM et le décès

Pour chaque patiente décédée, nous avons représenté dans la figure ci-dessous le temps entre la dernière cure hors-AMM et la date de décès des patientes. Quatorze patientes sont concernées.

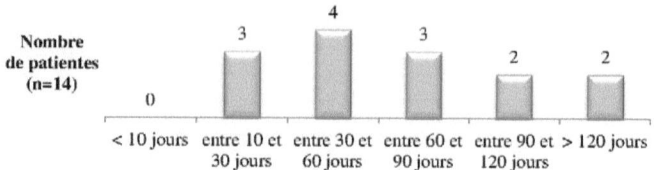

Figure 21 - Sein : Temps entre la dernière cure de dernière ligne hors-AMM et le décès

Pour trois patientes, une chimiothérapie a été administrée dans le mois précédant le décès.

2.4.4 Impact en survie de l'ajout de bevacizumab à une chimiothérapie conventionnelle

Il nous a semblé intéressant d'estimer l'impact médical de l'ajout de bevacizumab à une chimiothérapie conventionnelle dans la prise en charge du cancer du sein métastatique. Dix neuf patientes sont concernées. Le suivi médian depuis la date de début du traitement est de 26,3 mois (IC95% = [23,4 ; 31,6] mois). Bevacizumab a été prescrit en association avec une mono ou une bi-chimiothérapie.

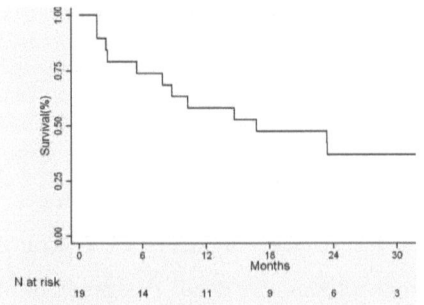

Figure 22 - Sein : Estimation de la Survie Globale avec l'ajout de bevacizumab à une chimiothérapie conventionnelle par la méthode de Kaplan-Meier

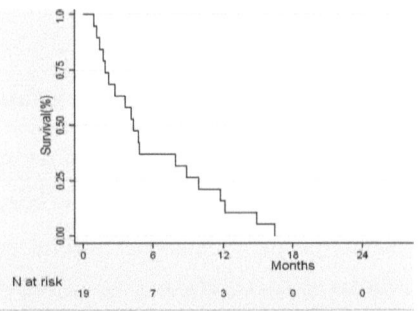

Figure 23 - Sein : Estimation de la Survie Sans Progression avec l'ajout de bevacizumab à une chimiothérapie conventionnelle par la méthode de Kaplan-Meier

Sur 19 personnes, 13 sont décédées. La médiane de survie globale est de 16,7 mois (IC95% = [5,5 ; ND]). Pour l'estimation de la survie sans progression, sur 19 personnes, 19 ont eu l'évènement. La médiane de survie sans progression est de 4,3 mois (IC95% = [1,9 ; 8,8]).

2.4.5 Impact économique

Pour les années 2011 et 2012, les dépenses de bevacizumab toutes pathologies d'organes confondues, représentent environ 5,6M€ ; pour son utilisation hors-AMM dans la prise en charge des patientes inclues dans l'étude et porteuses d'un cancer du sein, on peut estimer à 314 000€ les dépenses en bevacizumab, soit environ 5% des dépenses en bevacizumab.

Pour ce qui est de trastuzumab, pour les années 2011 et 2012, les dépenses pour la prise en charge de cancers du sein sont évaluées à environ 5,4M€. Ici, son utilisation hors-AMM représente environ 1,3% du budget total en trastuzumab.

2.5 Cancers pulmonaires

2.5.1 Caractéristiques des patients

Vingt-trois patients porteurs d'un cancer pulmonaire ont pu bénéficier d'un traitement par une chimiothérapie hors-AMM en 2011 et 2012. Ces patients étaient atteints de mésothéliomes (pleural et péritonéal), cancers bronchiques à petites cellules, adénocarcinomes et carcinomes épidermoïdes. Le détail des protocoles prescrits ainsi que les justifications bibliographiques portées aux dossiers médicaux figurent dans l'Annexe 4.

Pour ces patients, 25 lignes de traitements hors-AMM ont été prescrites.

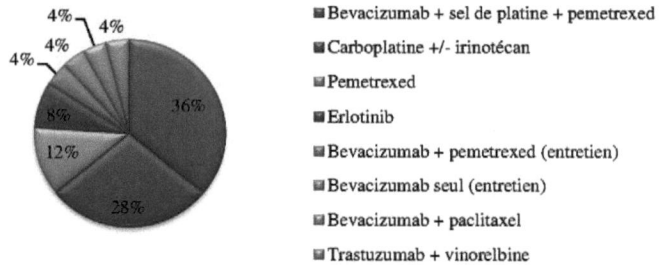

Figure 24 - Poumons : Protocoles prescrits hors-AMM

Un patient porteur d'un adénocarcinome bronchique et pour lequel la chimiothérapie était prescrite en adjuvant d'une chirurgie est en rémission complète au 15/09/2013 (dernière chimiothérapie le 02/01/2013). Un deuxième patient, porteur d'un cancer du poumon à petites cellules, métastatique cérébral, traité par radiothérapie puis chimiothérapie est également en rémission complète au 15/09/2013, avec une normalisation du scanner cérébral et une régression des lésions pulmonaires (dernière chimiothérapie le 07/03/2012).

Pour 7 patients (30%), la ligne de chimiothérapie hors-AMM aura été la dernière ligne de traitement avant décès.

2.5.2 Durée des lignes de traitement hors-AMM et causes d'arrêt des traitements

Les durées de traitement des lignes hors-AMM validées en réunion et qui ont été arrêtées avant le 15/09/2013 sont reportées dans la figure suivante. Les patients en rémission complète ont été exclus de cette analyse.

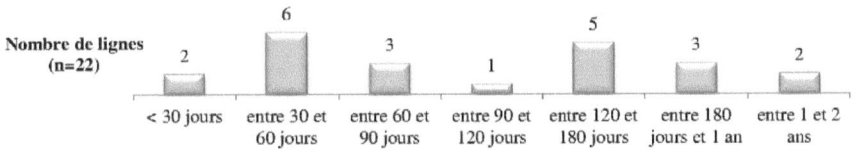

Figure 25 - Poumons : Durée des lignes hors-AMM

Dans 44% des cas, les lignes de traitements ont pu être maintenues pendant plus de 3 mois.

Pour 52% des patients, l'arrêt est dû à une progression de la maladie ; le nombre médian de cure avant progression pour ces patients est évalué à 2 cures (minimum 1 cure et maximum 12 cures). Pour la moitié de ces patients en progression sous traitement hors-AMM, une autre chimiothérapie a pu être proposée par la suite (deux patients ont été inclus dans des essais de phase I). Pour 20% des patients, la cause d'arrêt du traitement est la toxicité du traitement : toxicité rénale et hématotoxicité majoritairement.

Trois patients n'ont fait qu'une seule cure de chimiothérapie hors-AMM validée en réunion. Pour deux de ces patients, le décès est survenu dans le mois qui a suivi la chimiothérapie hors-AMM (PS à l'initiation du traitement évalué à 2 ou 3 selon les critères de l'OMS).

2.5.3 Temps entre la dernière cure hors-AMM et le décès

Pour chaque patient décédé, nous avons représenté dans la figure ci-dessous le temps entre la dernière cure hors-AMM et la date de décès des patients. Sept patients sont concernés.

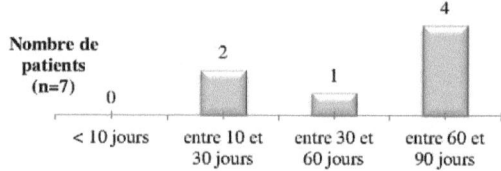

Figure 26 - Poumons : Temps entre dernière cure de dernière ligne hors-AMM et décès

Deux patients ont eu une cure de chimiothérapie dans le mois précédant leur décès. Ces patients ont bénéficié d'une seule cure de la ligne hors-AMM validée en réunion ; à l'initiation du traitement, et pour ces deux patients, le PS était évalué à 3.

2.5.4 Impact en survie de l'utilisation d'irinotécan dans les cancers du poumon à petites cellules

Il nous a semblé intéressant d'évaluer l'impact de l'association d'irinotécan à un sel de platine pour la prise en charge des cancers du poumon à petites cellules. Le suivi médian depuis la date de début du traitement est de 22,6 mois (IC95% = [22,6 ; ND]) pour les 7 sujets concernés. Le traitement à base d'irinotécan arrivait en deuxième ou troisième ligne de traitement. Pour un patient, il a été employé en monothérapie, pour les autres, il était associé à carboplatine.

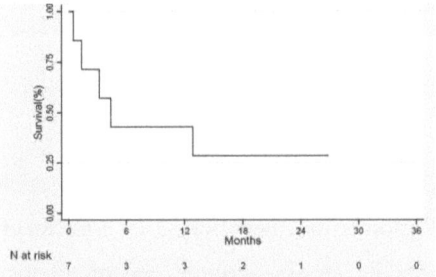

Figure 27 - Poumons : Estimation de la Survie Globale sous irinotécan par la méthode de Kaplan-Meier

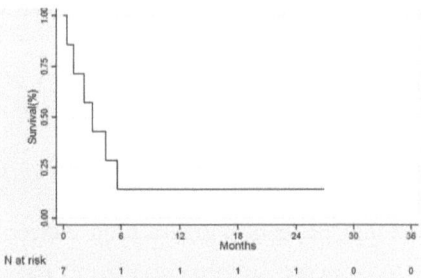

Figure 28 - Poumons : Estimation de la Survie Sans Progression sous irinotécan par la méthode de Kaplan-Meier

Sur 7 personnes, 5 sont décédées. La médiane de survie globale est de 4,4 mois (IC95% = [0,5 ; ND]). Pour ce qui est de l'estimation de la survie sans progression, sur 7 personnes, 6 ont eu l'évènement. La médiane de survie sans progression est de 3,0 mois (IC95% = [0,4 ; 5,6]).

2.5.5 Impact économique

Nous avons évalué à environ 1,3M€ les dépenses en pemetrexed pour l'ensemble des patients pris en charge par l'établissement en 2011 et 2012. La proportion de ce budget correspondant à l'utilisation hors-AMM de ce médicament dans les mésothéliomes, et en adjuvant d'un adénocarcinome bronchique est évaluée à environ 11%.

Pour les années 2011 et 2012, nous savons déjà que les dépenses de bevacizumab toutes pathologies d'organes confondues, représentent environ 5,6M€ ; pour son utilisation hors-AMM dans la prise en charge des cancers du poumon, on peut estimer à 81 600€ les dépenses en bevacizumab, soit environ 1,5% des dépenses en bevacizumab.

2.6 Cancers de l'estomac

2.6.1 Caractéristiques des patients

Vingt patients porteurs d'un cancer de l'estomac ont bénéficié d'un traitement hors-AMM en 2011 et 2012. Les patients de ce sous-groupe étaient atteints d'adénocarcinomes gastriques, du cardia, parfois surexprimant HER2, et de linites gastriques. Le détail des protocoles prescrits ainsi que les justifications bibliographiques portées aux dossiers médicaux des patients figurent dans l'Annexe 5.

Vingt-six lignes de traitement ont été prescrites ; la plupart concernent l'utilisation d'un taxane, en association avec trastuzumab pour les tumeurs surexprimants HER2.

Quatre patients sont déclarés en rémission complète au 15/09/2013. Deux d'entre eux ont bénéficié d'une chimiothérapie hors-AMM en adjuvant d'une chirurgie (date des dernières cures de chimiothérapie pour l'un et l'autre des patients : 09/07/2012 et 11/12/2012), et un patient avait été traité précédemment par radio-chimiothérapie concomitante (date de la dernière cure de chimiothérapie : 31/12/2012). Pour le dernier patient, une monochimiothérapie d'entretien a pu être proposée en relai de la chimiothérapie hors-AMM devant la bonne réponse clinique et radiologique au traitement (date de début de l'entretien : 07/02/2013). Pour ces patients, le temps médian de suivi depuis la date de la dernière chimiothérapie est estimé à environ 9 mois (minimum et maximum estimés respectivement à 7 et 14 mois).

Les justifications bibliographiques argumentant le choix des prescriptions figurent dans les dossiers patients pour 20 lignes de traitement (71%). Sept références ne concordent pas avec le traitement prescrit en réalité (paclitaxel prescrit et docétaxel dans le document de référence, chimiothérapie et trastuzumab prescrits hors-AMM et seule la chimiothérapie est justifiée...). Au total, 46% des dossiers médicaux des patients sont conformes du point de vue de la justification bibliographique du traitement hors-AMM.

2.6.2 Durée des lignes de traitement hors-AMM et causes d'arrêt des traitements

Les durées de traitement des lignes hors-AMM validées en réunion et qui ont été arrêtées avant le 15/09/2013 sont reportées dans la figure suivante. Les patients en rémission complète ont été exclus de cette analyse.

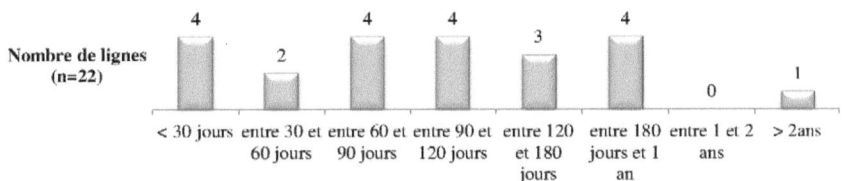

Figure 29 - Estomac : Durée de la ligne hors-AMM

Pour la moitié des cas, la ligne de traitement aura duré plus de 3 mois.

Pour environ 46% des patients, l'arrêt de la ligne de traitement est motivé par une progression de la maladie. Pour cinq patients, ce sont la présence d'effets indésirables importants qui ont été la cause de cet arrêt (allergie, troubles digestifs). Dans 58% de ces cas, une autre chimiothérapie a pu être prescrite à l'arrêt du traitement hors-AMM.

Enfin, pour quatre patients le décès est la cause de l'arrêt prématuré de la ligne de traitement.

2.6.3 Temps entre la dernière cure hors-AMM et le décès

Pour chaque patient décédé, nous avons représenté dans la figure ci-dessous le temps entre la dernière cure de la dernière ligne de traitement hors-AMM et la date de décès des patients. Six patients sont concernés.

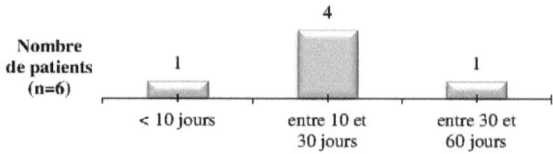

Figure 30 - Estomac : Temps entre la dernière cure de dernière ligne de chimio hors-AMM et le décès

Un quart des patients traités hors-AMM pour la prise en charge d'un adénocarcinome gastrique ont eu une cure de chimiothérapie durant le mois précédant leur décès. Le patient décédé moins de 10 jours après la date d'administration d'une quatrième et dernière cure associant irinotécan et 5-fluorouracile a bénéficié de cette ligne de traitement en deuxième intention. Deux patients sont décédés après une cure unique du traitements hors-AMM validés en réunion, l'un après une cure associant docétaxel et trastuzumab en quatrième ligne de prise en charge, et l'autre après une cure associant paclitaxel et trastuzumab en deuxième ligne de traitement. Le PS de ce dernier patient était estimé à 1-2 à l'initiation du traitement. Enfin, les deux derniers patients concernés avaient bénéficié de 4 et 5 cures d'irinotécan associé à 5-fluorouracile, et ce protocole intervenait en cinquième et troisième lignes de traitement.

2.6.4 Impact en survie de l'ajout de trastuzumab à une chimiothérapie conventionnelle pour la prise en charge des adénocarcinomes gastriques surexprimant HER2

Il nous a paru intéressant d'évaluer l'impact médical de l'ajout de trastuzumab à une chimiothérapie conventionnelle utilisée dans la prise en charge des adénocarcinomes gastriques. Le suivi médian depuis la date de début du traitement est de 30,8 mois pour les 9 sujets concernés (IC95% = [10,3 ; ND]). Pour ces patients, trastuzumab était prescrit en association avec des taxanes, ou une association d'irinotécan et 5-fluorouracile, ou en monothérapie d'entretien.

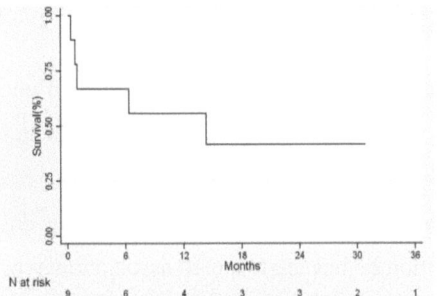 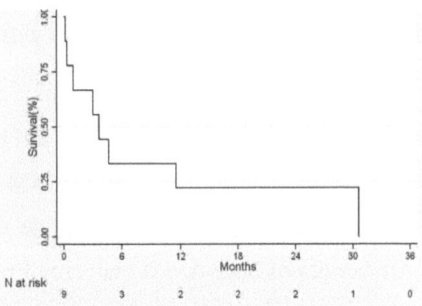

Figure 31 - Estomac : Estimation de la Survie Globale avec l'ajout de trastuzumab à une chimiothérapie conventionnelle par la méthode de Kaplan-Meier

Figure 32 - Estomac : Estimation de la Survie Sans Progression avec l'ajout de trastuzumab à une chimiothérapie conventionnelle par la méthode de Kaplan-Meier

Sur 9 personnes, 5 sont décédées. La médiane de survie globale est de 14,3 mois (IC95% = [0,4 ; ND]). Pour l'estimation de la survie sans progression, pour l'événement étudié, sur 9 personnes, 8 ont eu l'événement. La médiane de survie sans progression est de 3,6 mois (IC95% = [0,2 ; ND]).

2.6.5 Impact économique

L'utilisation hors-AMM de trastuzumab pour la prise en charge des adénocarcinomes gastriques surexprimant HER2 représente environ 87% du budget en trastuzumab employé pour la prise en charge de cancers de l'estomac pour les années 2011 et 2012, soit environ 190 000€. Pour les 9 patients inclus dans cette étude et les 117 cures réalisées, nous estimons les dépenses en trastuzumab à environ 189 000€.

2.7 Cancer des ovaires

2.7.1 Caractéristiques des patientes

Vingt patientes porteuses d'un cancer des ovaires ont bénéficié d'une chimiothérapie hors-AMM en 2011 et 2012. Quasiment toutes les patientes concernées ont été traités hors-AMM pour une rechute à un premier traitement par chimiothérapie. Dix-neuf lignes de traitement ont été prescrites. Une partie des prescriptions hors-AMM concerne l'utilisation de bevacizumab en association avec une chimiothérapie conventionnelle ; d'autres protocoles hors-AMM concernent une association de gemcitabine à un sel de platine, ou une monothérapie à base de trabectédine.

Deux patientes ont pu bénéficier d'une pause thérapeutique suite à l'utilisation d'une ligne de traitement hors-AMM devant une bonne réponse. Deux lignes hors-AMM validées en 2011 ou 2012 sont toujours en cours au 15/09/2013. Le détail des protocoles prescrits ainsi que les justifications bibliographiques portées aux dossiers médicaux figurent dans l'Annexe 6.

2.7.2 Durée des lignes de traitement hors-AMM et causes d'arrêt des traitements

Les durées de traitement des lignes hors-AMM validées en réunion et qui ont été arrêtées avant le 15/09/2013 sont reportées dans la figure suivante.

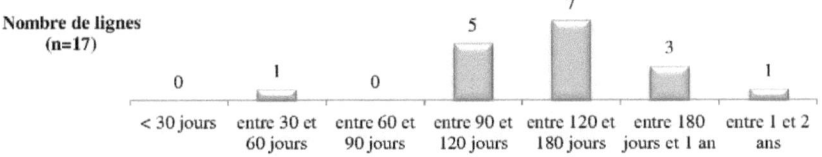

Figure 33 - Ovaires : Durée des lignes hors-AMM

Plus de la moitié des lignes de traitement prescrites hors-AMM pour la prise en charge des cancers des ovaires ont duré plus de 6 mois.

Pour 9 patientes, c'est la progression de la maladie qui a motivé l'arrêt de la ligne de traitement hors-AMM. Pour sept de ces patientes, une autre ligne de chimiothérapie a pu être administrée à l'arrêt du traitement. Pour trois patientes, c'est la survenue d'une neurotoxicité qui a entrainé l'arrêt de la ligne de traitement. Pour une patiente, le décès est la cause de l'arrêt du traitement. A l'initiation du traitement hors-AMM, son PS était évalué à 2-3 selon les critères de l'OMS ; elle a pu bénéficié d'une cure de chimiothérapie hors-AMM avant son décès ; elle est décédée deux mois après sa cure.

2.7.3 Temps entre la dernière cure hors-AMM et le décès

Pour chaque patiente décédée, nous avons évalué le temps entre la dernière cure hors-AMM et la date de décès des patientes. Nous avons exclu les patientes ayant bénéficié d'une autre ligne de chimiothérapie à l'arrêt de la ligne de traitement hors-AMM. Trois patientes sont concernées ; ces patientes n'ont pas eu de chimiothérapie durant le mois précédant leur décès.

2.7.4 Impact en survie de l'ajout de bevacizumab à une chimiothérapie conventionnelle

Il nous a paru intéressant d'évaluer l'impact médical de l'ajout de bevacizumab à une chimiothérapie conventionnelle pour la prise en charge d'un cancer des ovaires. Le suivi médian depuis la date de début du traitement est de 11,4 mois pour les 7 patientes concernées (IC95% = [9.3 ; ND]).

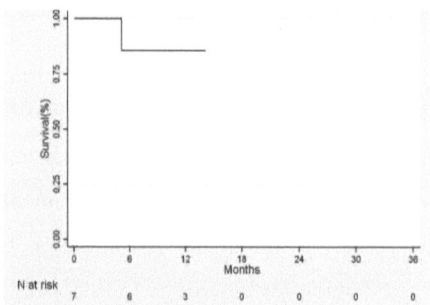

Figure 34 - Ovaires : Estimation de la Survie Globale avec l'ajout de bevacizumab à une chimiothérapie conventionnelle par la méthode de Kaplan-Meier

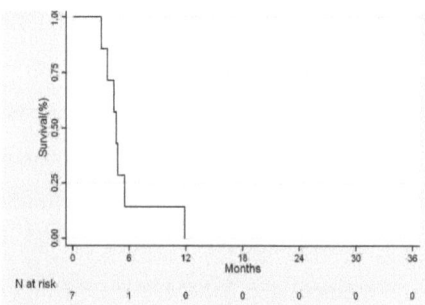

Figure 35 - Ovaires : Estimation de la Survie Sans Progression avec l'ajout de bevacizumab à une chimiothérapie conventionnelle par la méthode de Kaplan-Meier

Sur 7 personnes, 1 est décédée. La médiane de survie globale n'est pas atteinte. Pour l'estimation de la survie sans progression, sur 7 personnes, 7 ont eu l'évènement. La médiane de survie sans progression est de 4,6 mois (IC95% = [3,0 ; 5,5]).

2.7.5 Impact économique

Les dépenses en bevacizumab destinées à prendre en charge hors-AMM des cancers des ovaires sont estimées à environ 102 500€, soit un peu moins de 2% des dépenses en bevacizumab pour les années 2011 et 2012 pour l'ensemble des patients de l'établissement.

2.8 Sarcomes

2.8.1 Caractéristiques des patients

Dix-huit patients porteurs d'un sarcome ont bénéficié d'une chimiothérapie hors-AMM en 2011 et 2012. Ces patients étaient atteints de formes très variées de sarcomes (liposarcomes myxoïdes, leiomyosarcomes, mixofibrosarcomes, sarcomes peu différenciés, liposarcomes, sarcomes à cellules fusiformes, gliosarcomes, sarcomes d'Ewing, angiosarcomes, lyosarcomes et rhabdomyosarcomes).

Vingt et une lignes de traitement hors-AMM ont été prescrites. Le détail des protocoles prescrits ainsi que les justifications bibliographiques portées aux dossiers médicaux figurent dans l'Annexe 7.

Un patient initialement porteur d'un angiosarcome localement avancé était déclaré en rémission complète au 15/09/2013 après 6 cures de chimiothérapie hors-AMM (date de la dernière cure : 22/03/2013).

2.8.2 Durée des lignes de traitement hors-AMM et causes d'arrêt des traitements

Les durées de traitement des lignes hors-AMM validées en réunion et qui ont été arrêtées avant le 15/09/2013 sont reportées dans la figure suivante. Le patient en rémission complète a été exclu de cette analyse.

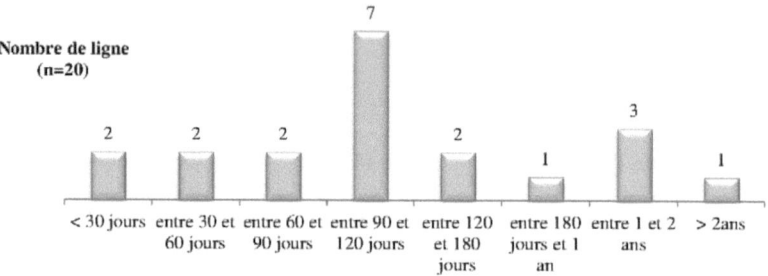

Figure 36 - Sarcome : Durée des lignes hors-AMM

Pour 67% des cas, les lignes de traitement ont pu être administrées pendant plus de 3 mois.

Pour 13 des 21 lignes hors-AMM prescrites, la cause d'arrêt du traitement est la mise en évidence d'une progression de la maladie. Le nombre médian de cures réalisées avant progression est estimé à 3 cures, avec un minimum de une cure et un maximum de 13 cures. Pour la moitié de ces cas, une autre chimiothérapie a pu être prescrite à l'arrêt du traitement hors-AMM. Il s'agissait dans la moitié des cas d'un changement pour une autre ligne de traitement hors-AMM. Deux lignes de traitement par paclitaxel en monothérapie ont par ailleurs été arrêtées pour cause de toxicité importante, l'une après qu'une cure ait été administrée, l'une après 5 cures successives.

2.8.3 Temps entre dernière cure hors-AMM et décès

Pour chaque patient décédé, le temps entre la dernière cure hors-AMM et la date de décès du patient a été évalué. Ont été exclus les patients ayant bénéficié d'une autre ligne de traitement à l'arrêt de la ligne hors-AMM. Onze patients sont concernés.

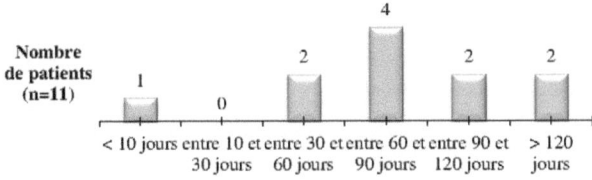

Figure 37 - Sarcome : Temps entre la dernière cure de dernière ligne et le décès

Le patient décédé moins de 10 jours après avoir reçu une cure de chimiothérapie hors-AMM s'est suicidé.

2.8.4 Impact en survie de l'utilisation de trabectédine

Il nous a paru intéressant d'évaluer l'impact médical associé à l'utilisation de trabectédine dans la prise en charge des sarcomes. Le suivi médian depuis la date de début du traitement est de 29,2 mois pour les 7 sujets (IC95% = [ND ; ND]). Trabectédine était prescrit en deuxième intention pour un patient, en troisième intention pour 4 patients, et en quatrième et cinquième intentions pour les autres patients.

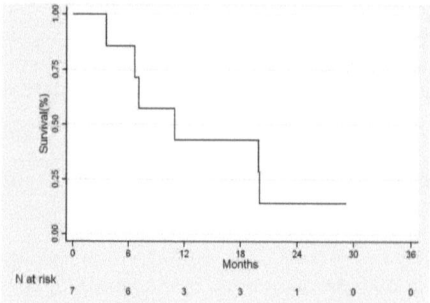

Figure 38 - Sarcome : Estimation de la Survie Globale sous Trabectédine par la méthode de Kaplan-Meier

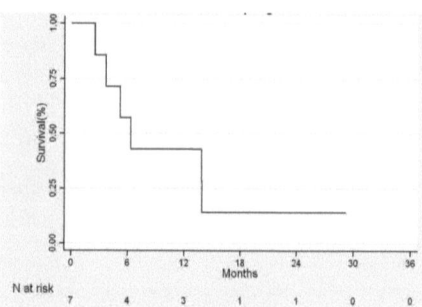

Figure 39 - Sarcome : Estimation de la Survie Sans Progression sous Trabectédine par la méthode de Kaplan-Meier

Sur 7 personnes, 6 sont décédées. La médiane de survie globale est de 10,9 mois (IC95% = [3,5 ; 20,0]). Pour l'estimation de la survie sans progression, sur 7 personnes, 6 ont eu l'évènement. La médiane de survie sans progression est de 6,3 mois (IC95% = [2,5 ; 13,9]).

2.8.5 Impact économique

Pour les années 2011 et 2012, les dépenses en trabectédine pour l'ensemble de l'établissement sont évaluées à environ 220 000€. Les dépenses spécifiques pour l'indication sarcome sont estimées à environ 124 000€, pour les 7 patients inclus et les 58 cures réalisées.

DISCUSSION

Notre étude présente plusieurs limites et notamment pour l'évaluation de l'impact économique des prescriptions de médicaments anticancéreux hors-AMM. Tout d'abord, nous proposons ici une estimation des coûts directs liés à l'utilisation des médicaments ; les coûts indirects et intangibles liés à l'administration des traitements n'ont donc pas été pris en compte. Il ne s'agit donc que d'une partie des coûts engendrés par les recours à des thérapeutiques hors-AMM. Par ailleurs, nous avons comparé ces estimations aux dépenses médicamenteuses de l'ensemble de l'établissement pour les années 2011 et 2012. Or, pour certains patients, le traitement a été initié en 2010 ou poursuivi en 2013. Pour ces patients, les estimations que nous avons fait reflètent les dépenses médicamenteuses pour toute la durée de la ligne de traitement hors-AMM et donc incluent les cures réalisées en 2010 et 2013. Notre comparaison n'est donc pas strictement légitime. Il nous a semblé intéressant de néanmoins présenter ces résultats, ne serait-ce que pour avoir une idée approximative de la proportion du budget médicamenteux alloué aux utilisations hors-AMM des produits.

Pour ce qui est de l'évaluation de l'impact en survie et en survie sans progression de certaines stratégies thérapeutiques, nous restons prudents quant aux comparaisons faites aux données de la littérature. Bien que nous ayons comparé nos résultats à ceux obtenus pour des stades de pathologie et des stratégies thérapeutiques semblables, un tel exercice expose à de nombreux biais. D'autre part, nous avons choisi de définir la survie sans progression comme l'intervalle de temps entre la date de début du traitement et la date de changement de ligne ou d'arrêt du traitement ou de décès (la date d'évènement choisie étant celle survenue en premier). Ce choix a été motivé notamment par le fait qu'il est difficile de définir avec précision la date à laquelle la progression de la maladie a été déclaré.

Nous avons considéré que la date de changement de ligne ou la date d'arrêt du traitement pour cause de poursuite par soins palliatifs seuls, ou la date du décès pouvaient être considérées comme les dates d'échec du traitement. Par extension, cette date d'échec du traitement a été considérée comme étant équivalente à la date de progression de la maladie. Cette approximation ne tient pas compte des traitements suspendus pour cause de toxicité importante.

Enfin, ce travail sous-évalue sans doute la proportion de prescriptions hors-AMM de médicaments anticancéreux disponibles en pharmacie d'officine.

Pour ce qui est de l'évaluation de la méthode mise en œuvre pour maîtriser le recours au hors-AMM, et en s'attachant aux trois critères principaux définis, on constate tout d'abord que les feuilles de compte rendu de réunion sont insuffisamment remplies. Le médicament administré ou la référence bibliographique justificatrice sont deux éléments importants, mais malgré tout renseignés de façon imprécise sur ces feuilles. Par ailleurs, dans 84% des cas, les dossiers patients étaient présentés en réunion après la première cure hors-AMM. Et pour les renouvellements d'autorisation de recours à un traitement hors-AMM, dans 72,3% des cas, les demandes ont été présentées en retard par rapport à la durée initialement autorisée. Enfin, on constate qu'après concertation multidisciplinaire, la totalité des demandes a été validée ; cela suggère que les argumentations cliniques et scientifiques de la nécessité du recours au hors-AMM étaient pertinentes.

Peut-être aurait-il été intéressant de vérifier la présence du consentement signé du patient pour compléter cette évaluation, cet élément étant un élément clé des exigences imposées par la loi pour considérer une prescription hors-AMM comme conforme.

Les prescriptions hors-AMM sont fréquentes dans le domaine de l'oncologie médicale. Le nombre de patients pris en charge au Centre de Lutte Contre le Cancer de Dijon en 2011 et 2012 figure dans le tableau suivant, selon les types d'organes atteints. Nous avons reporté dans la dernière colonne le nombre de patients traités hors-AMM sur ces deux années, et qui donc étaient inclus dans cette étude.

Tableau 2 - Nombre de patients traités dans l'établissement en 2011 et 2012 par type d'organe atteint

Organe atteint	Nombre total de patients traités en 2011	Nombre total de patients traités en 2012	Nombre total de patients traités hors-AMM en 2011 et 2012
Système nerveux central	74	79	80
Sein	659	681	34
Poumons non à petites cellules	160	165	16
Poumons à petites cellules	33	31	7
Estomac	32	32	20
Ovaire	114	145	20
Sarcome	44	47	18
Pancréas	53	50	43
Autres localisations	632	640	66
Totalité des patients	1801	1870	304

Une stricte comparaison de ces données entre elles serait fausse puisque dans cette étude nous avons cumulé le nombre de patients traités sur deux années. Néanmoins, elle permet de confirmer que les recours aux traitements hors-AMM sont plus fréquents dans les situations où les options thérapeutiques sont peu nombreuses. Les atteintes du système nerveux central, les cancers du pancréas et les sarcomes touchent environ la moitié des 304 patients inclus dans cette étude. Ces trois exemples, choisis parmi d'autres, illustrent ce premier constat.

Pour la prise en charge des atteintes du SNC, 76,7% des lignes de traitement hors-AMM concernaient un traitement par bevacizumab, associé ou non à un autre médicament anticancéreux. Ce sont en tout 71 patients qui ont pu bénéficier d'un traitement hors-AMM par bevacizumab en 2011 et 2012 pour la prise en charge d'une atteinte cérébrale. Plusieurs études de phase II, dont 3 essais principaux (23–25) ainsi que de nombreuses études rétrospectives évaluant bevacizumab en monothérapie ou en association avec irinotécan, semblent montrer une activité importante de bevacizumab dans les glioblastomes en récidive. Bevacizumab ne possède pas d'AMM dans le traitement des atteintes cancéreuses cérébrales : d'après les RBU de bevacizumab diffusées par l'InCa, les données actuelles de la science ne permettent pas de conclure sur l'utilité ou non de ce produit dans les gliomes de haut grade en situation de rechute (26).

D'après les données de la littérature, la médiane de survie des patients atteints de glioblastomes en rechute après un traitement initial classique est de 3 à 6 mois (24). Dans notre étude, l'évaluation de l'impact médical d'une monothérapie par bevacizumab rapporte un taux de survie sans progression à 6 mois d'environ 28% et une médiane de survie globale de 6 mois. Une comparaison de ces résultats avec ceux des essais évaluant son impact dans ces indications figure dans le tableau suivant.

Tableau 3 – Système Nerveux Central : Impact de l'utilisation de bevacizumab

	n	Médiane de suivi (mois)	Taux de SSP à 6 mois	mSG (mois)
Notre étude	49	30,2	29%	6
Friedman J Clin Oncol 2009 (23)	85 (bevacizumab seul)	24	42,6%	9,2
	82 (bevacizumab+irinotécan)		50,3%	8,7
Vredenburgh J Clin Oncol 2007 (24)	35 (bevacizumab+irinotécan)	15,5	46%	10

n : nombre de patients ; SSP : Survie Sans Progression ; mSG : médiane de Survie Globale

Les 49 patients inclus dans cette étude ont bénéficié d'une monothérapie de bevacizumab en première (10%), deuxième (67%) ou troisième intention (23%), contrairement aux études auxquelles nous faisons référence et qui ont évalué ce médicament en première ou deuxième ligne de traitement.

Le coût estimé du recours à bevacizumab pour la prise en charge des patients atteints de glioblastomes et inclus dans l'étude est d'environ 1,07M€, soit 38% du budget alloué aux traitements hors-AMM en 2011 et 2012.

Récemment, l'étude internationale Avaglio, randomisée de phase III et incluant 920 patients, a évalué l'intérêt d'instaurer bevacizumab dès la phase initiale de prise en charge des glioblastomes nouvellement diagnostiqués. Après chirurgie, il était ajouté en concomitance de la radiothérapie associée au témozolomide, puis prolongé en entretien jusqu'à progression de la maladie. Le bras contrôle suivait la même stratégie thérapeutique, un placebo remplaçant bevacizumab. Au moment de la progression, la levée d'aveugle permettait à tout patient inclus dans le bras placebo de changer de traitement et de bénéficier de bevacizumab. Cette étude a montré une augmentation de la survie sans progression d'environ 4 mois, une moindre détérioration de la qualité de vie et une diminution des doses de corticoïdes dans le bras de traitement par bevacizumab. Les données de survie globale ne mettent pas en évidence de différence significative entre les traitements (27). La FDA a autorisé l'utilisation de bevacizumab dans cette indication ; l'EMA s'y est opposé, et toute utilisation est considérée comme à justifier au cas par cas.

L'étude Tamiga, ouverte en juin 2013 et actuellement en cours, évalue quant à elle, l'intérêt de bevacizumab après progression de la maladie, chez des patients initialement traités par radiothérapie, témozolomide et bevacizumab.

Au total, cette indication ne figure pas dans les RBU de bevacizumab. Mais son utilisation hors-AMM sera peut-être à l'avenir de plus en plus fréquente, puisqu'aujourd'hui les spécialistes envisagent son recours dès la phase initiale de prise en charge de la maladie.

Dans le cas de la prise en charge des cancers du pancréas, le traitement de référence et bénéficiant d'une AMM est gemcitabine. Ici, la majorité des lignes de prescriptions (61%) concernent un recours au protocole Folfirinox ; il a été utilisé en première ligne de traitement pour 63% des patients inclus. Depuis 2010, ce protocole est le traitement recommandée chez les patients porteurs d'un cancer métastatique du pancréas (28–30) ; il est à privilégier pour les patients à l'état général conservé (niveau de recommandation grade A). C'est la première association de chimiothérapie sans gemcitabine améliorant de façon significative la survie globale en comparaison avec gemcitabine monothérapie. D'ailleurs, depuis juillet 2013, les prescriptions de Folfirinox ne font plus l'objet de présentation en réunion de validation de chimiothérapies hors-AMM au Centre de Lutte Contre le Cancer de Dijon.

Une comparaison des bénéfices en survie de Folfirinox pour les patients de notre étude avec les résultats de l'étude Prodige4-Accord11, à l'origine de ces nouvelles recommandations, figure dans le tableau suivant. Les résultats en terme de survie globale sont semblables à celles de la littérature.

Tableau 4 - Pancréas : Impact de l'utilisation de Folfirinox

	n		Médiane de suivi (mois)	Médiane de SSP (mois)	Médiane SG (mois)
Notre étude	35		23,0	5,2	10,2
Conroy T.	171	Folfirinox	26,6	6,4	11,1
N. Engl. J. Med. (28)	171	Gemcitabine		3,3	6,8

n : nombre de patients ; SSP : Survie sans progression ; SG : Survie Globale

Pour ce qui est de l'évaluation de l'impact économique du recours à ce protocole hors-AMM, il diffère peu des traitements bénéficiant d'une AMM dans cette indication, et ne représente qu'une part négligeable du budget de médicament prescrits hors-AMM pour la période de l'étude.

Au final, pour la prise en charge des patients atteints de cancers du pancréas, et pour lesquels jusqu'à présent une seule molécule semblait avoir une activité, le recours au protocole Folfirinox en stratégie de traitement officiellement hors-AMM ne l'est en réalité que pour un problème de mise à jour des intitulés d'AMM des produits. Les brevets des molécules en association dans ce protocole font désormais partie du domaine public. Il est probable qu'aucune firme pharmaceutique n'engagera les démarches administratives pour étendre les indications AMM de ces produits.

Les sarcomes des tissus mous constituent un groupe hétérogène d'une vingtaine d'entités différentes : rhabdomyosarcome, angiosarcomes, myosarcome, liposarcome… Ils représentent moins de 1% des cancers ; l'incidence annuelle dans la population générale est estimée à 1 à 2 pour 100 000 habitants. Au stade métastatique, le traitement repose sur la chimiothérapie systémique. Les sarcomes des tissus mous sont peu chimiosensibles et seules quelques molécules bénéficient d'une AMM pour le traitement de ces tumeurs : doxorubicine, ifosfamide et dacarbazine. Gemcitabine et docétaxel ont également montré une activité dans ce type d'atteinte, mais ne possèdent pas d'AMM dans ces indications (31). Au stade métastatique de la maladie, la moitié des patients décèdent dans un délai inférieur à 10 mois, et la chimiothérapie ne permet l'obtention d'une réponse tumorale que dans 16 à 27% des cas. Après échappement à un traitement incluant doxorubicine et ifosfamide en monothérapie ou en association, trabectédine peut être utilisé et dispose d'une AMM dans ce contexte. L'évaluation de l'intérêt thérapeutique de ce médicament est issue d'une étude randomisée de phase II, ayant évalué deux schémas d'administration de trabectédine : soit tous les 21 jours, soit de façon hebdomadaire (32). Le délai estimé de progression de la maladie a été de 3,7 mois dans le groupe traité toutes les 3 semaines, versus 2,3 mois dans l'autre groupe. On ne dispose donc pas de données d'une étude comparative versus « soins de support ». Pour compléter la demande d'AMM, le laboratoire a fourni de nouvelles données issues d'une comparaison directe entre ces résultats et des données historiques de la base de l'EORTC, menée après appariement par score de propension sur la survie sans progression et la survie globale. Outre le fait que la méthode d'appariement par score de propension ne permet pas d'éliminer les biais de mesure, la comparaison a concerné des résultats de traitement par ifosfamide alors que l'indication de l'AMM de trabectédine a été attribuée à des patients en échec à ifosfamide ou qui ne peuvent en bénéficier. Selon la Commission de la transparence de la HAS, et en l'absence de données comparatives d'un niveau de preuve optimal, trabectédine n'apporte pas d'amélioration du service médical rendu dans la prise en charge de ce type d'atteinte.

Notre évaluation du bénéfice médical apporté pour les 7 patients de cette étude, rapporte pour un suivi médian de 29,2 mois, une médiane de survie sans progression de 6,3 mois et une médiane de survie globale de 10,9 mois. Ces résultats sont assez semblables à ceux retrouvés dans la littérature scientifique, mais le faible nombre de patients incite à les interpréter avec précautions. Une comparaison détaillée figure dans le tableau suivant.

Tableau 5 - Sarcomes : Impact de l'utilisation de trabectédine

	n	Médiane de suivi (mois)	mSSP (mois)	mSG (mois)
Notre étude	7	29,2	6,3	10,9
Le Cesne J. J Clin Oncol 2005	104	34	3,5	9,2
Demetri GD. J Clin Oncol 2009	136 (schéma classique)	?	3,3	13,8
	134 (schéma hebdomadaire)	?	2,3	11,1

? : la médiane de suivi n'est pas mentionnée dans l'article ; n : nombre de patients ; SSP : médiane de Survie sans progression ; mSG : médiane de Survie Globale

Ce médicament possède une AMM pour la prise en charge des patients en échappement aux lignes de traitements classiquement utilisées, mais il n'est pas remboursé dans ces indications. D'où sa faible utilisation : seulement 7 patients sur la quarantaine traitée chaque année dans ce Centre. Pour ces 7 patients, 58 cures de trabectédine ont été administrées, pour un budget total estimé à environ 124 000 euros. Depuis 2013, aucun nouveau patient n'a pu bénéficier de ce traitement, les frais médicaux étant à la charge de l'établissement. Suite aux pressions exercées par les patients et les associations de patients pour protester contre le non-remboursement de ce médicament, des financements vont finalement être accordés par l'Etat et alloués aux établissements de santé pour permettre son utilisation dans certaines indications restreintes.

Par ailleurs, les angiosarcomes constituent un sous-type particulier de sarcomes des tissus mous. Ils représentent moins de 2% de l'ensemble des sarcomes des tissus mous, et évoluent de façon agressive (médiane de survie de 15 à 30 mois selon les études), avec moins de 12% de patients vivants à 5 ans (5). Deux études rétrospectives (4,6), et une étude de phase II incluant des patients non précédemment traités (5) ont évalué spécifiquement l'utilisation de paclitaxel dans ce cas particulier des angiosarcomes. Aucune étude randomisée n'a été menée pour comparer cette stratégie à une autre et paclitaxel ne possède pas d'indication dans ce contexte. Quatre patients inclus dans cette étude ont bénéficié d'un traitement par paclitaxel pour la prise en charge d'un angiosarcome ; au total, 16 cures ont été administrées. Devant le faible nombre de patients concernés et le faible impact économique du recours au paclitaxel, il a été convenu de ne pas approfondir l'analyse du bénéfice éventuel de ce traitement.

Au final, pour les patients porteurs d'un sarcome au stade métastatique, peu d'alternatives thérapeutiques sont possibles, et la pauvreté de données scientifiques sur le sujet rend difficile la rédaction de recommandations standardisées de prise en charge. La difficulté à inclure un nombre suffisant de patients dans des essais cliniques, expliquée par la très faible incidence de ces maladies, rend la recherche et l'amélioration de la prise en charge compliquée, et devant le faible intérêt financier potentiel à développer une nouvelle spécialité, peu de firmes pharmaceutiques s'investissent dans ce domaine.

Environ la moitié des patients inclus dans cette étude ont bénéficié d'un traitement hors-AMM pour la prise en charge de glioblastomes, de cancers du pancréas ou de sarcomes. Pour le traitement de ces pathologies, les options thérapeutiques sont peu nombreuses, ce qui explique la forte proportion de patients traités hors-AMM.

Pour une autre majorité de patients inclus, le traitement administré possède une indication dans la pathologie d'organe concernée, mais ne respecte pas l'AMM stricte du médicament. Il s'agit de non conformités des conditions de prescription : ligne de traitement, médicament(s) à associer, ou modalités d'administration. Les utilisations de bevacizumab dans le cancer du sein, d'irinotécan dans les cancers bronchiques à petites cellules, et de trastuzumab dans certains cancers de l'estomac sont des exemples parmi d'autres de non-respect des conditions de prescriptions des médicaments.

Pour les patientes atteintes de cancers du sein, 22 lignes de traitements (52,3%) hors-AMM faisaient intervenir bevacizumab par voie intraveineuse. Bevacizumab possède une AMM dans le cancer du sein métastatique en première ligne de traitement, en association avec paclitaxel ou capécitabine, ainsi qu'en monothérapie d'entretien après un traitement de première ligne en association au paclitaxel (33). Ces 22 prescriptions sont hors-AMM pour un non-respect de la ligne de traitement dans 45,5% des cas, pour un non-respect du médicament associé pour 1 des 22 cas, et pour un non-respect du médicament associé combiné à un problème de ligne de traitement dans 45,5% des cas.

Pour ce qui est de l'évaluation du bénéfice médical apporté par l'ajout de bevacizumab à une chimiothérapie conventionnelle dans notre étude, la médiane de survie sans progression est estimée à environ 4 mois, pour un suivi médian de 26,3 mois. L'essentiel des patientes avait déjà bénéficié d'au moins une ligne de traitement avant l'initiation de bevacizumab. Si on compare ce résultat à ceux trouvés dans la littérature, et pour des patientes précédemment traitées (34), nos données sont semblables (mPFS : 2,2 à 3,7 mois). Avec 167 cures de bevacizumab réalisées hors-AMM pour la prise en charge de cancers du sein, on estime à environ 314 000 euros le surcoût engendré par l'ajout de ce médicament à une chimiothérapie conventionnelle.

L'arsenal thérapeutique disponible pour la prise en charge du cancer du sein métastatique explique la variété des médicaments prescrits hors-AMM (une vingtaine de protocoles différents), mais également le fait que d'autres chimiothérapies ont pu être prescrites à échec des traitements hors-AMM. Bevacizumab possède une AMM dans le traitement de première ligne du cancer du sein métastatique, en association à paclitaxel ou capécitabine, alors même qu'aucune étude n'a permis de prouver son bénéfice en survie globale dans cette indication, et que de nombreuses options thérapeutiques peuvent potentiellement être proposées dans ce type d'atteinte (35–39). Notons ici qu'après une nouvelle analyse des données fournies par les différents essais cliniques d'évaluation du médicament, la FDA a recommandé le retrait de l'indication de bevacizumab dans le cancer du sein.

Pour les patients porteurs d'un cancer du poumon à petites cellules, l'utilisation d'irinotécan associé ou non à carboplatine est également hors-AMM. Six patients de cette étude ont bénéficié de ce médicament, en deuxième voire troisième ligne de traitement.

La première ligne de chimiothérapie recommandée pour la prise en charge d'un cancer pulmonaire à petites cellules repose, en l'absence de contre-indication, sur une combinaison intraveineuse de sels de platine et d'étoposide. Après échec, on distingue deux situations : maladie sensible (rechute après 3 mois de pause thérapeutique) pour laquelle le traitement peut être repris, et la maladie réfractaire (rechute dans les 3 mois après la fin du traitement), pour laquelle une deuxième ligne de traitement peut être discutée. Le traitement standard recommandé en deuxième ligne est topotécan, par voie intraveineuse ou orale (40).

Irinotécan possède un mécanisme d'action proche de topotécan ; tous deux sont des inhibiteurs de topoisomérases ; seul topotécan possède une AMM dans cette indication. Irinotécan est préférentiellement utilisé au Centre de Lutte Contre le Cancer de Dijon par rapport à topotécan : irinotécan est mieux toléré, et de nombreuses études de phases II et III montrent qu'il a une activité intéressante dans cette indication, au point que certains l'évaluent dès la première ligne de traitement, en association avec un sel de platine (41–45).

Le bénéfice médical de l'utilisation de l'association carboplatine et irinotécan pour les 7 patients concernés, en deuxième ou troisième ligne de traitement, est évalué, en médiane de survie, à environ 4 mois, pour un temps médian de suivi de 22,6 mois. D'après les données de la littérature, après échec d'une première ligne de traitement, la médiane de survie globale pour les patients bénéficiant uniquement de soins palliatifs est estimée à 3,5 mois (46).

Enfin, pour les patients traités pour une tumeur gastrique, 12 lignes de traitement hors-AMM faisaient intervenir trastuzumab. Ce médicament a obtenu une extension d'AMM en février 2011 pour le traitement de première ligne des adénocarcinomes gastriques métastatiques, en association avec capécitabine ou fluorouracile et cisplatine (47). Rien n'est précisé concernant son utilisation dans des lignes de traitement plus avancées ; deux études de phase III semblent montrer un bénéfice en survie globale d'une seconde ligne de chimiothérapie dans les cancers gastriques ne surexprimant pas HER2 (48,49), mais aucune étude semblable n'a été menée pour celles surexprimant HER2. Ces 12 lignes de prescriptions sont hors-AMM pour un non-respect du médicament associé pour 2 cas, et un cumul de non-respect de la ligne de traitement et du médicament associé pour les 10 autres cas.

Les autres médicaments anticancéreux les plus utilisés dans le cancer de l'estomac et qui bénéficient d'une AMM dans cette indication sont principalement cisplatine, 5-FU, capécitabine, docétaxel, épirubicine. Au sein d'une même classe thérapeutique, le choix du traitement tient compte de l'âge, de l'état général du patient et du statut HER2 de la tumeur (50). Dans cette étude, pour la moitié des cas, le traitement associé au trastuzumab en stratégie hors-AMM comprenait une molécule de la famille des taxanes, et le plus souvent docétaxel. Docétaxel possède une AMM dans ce type de cancer, mais en association avec cisplatine et fluorouracile ; son intérêt en association au trastuzumab pour les tumeurs surexprimant HER2 n'a pas été démontré.

Pour ce qui est du bénéfice médical de l'ajout de trastuzumab à une chimiothérapie dans ce type d'atteinte et pour les patients inclus dans l'étude, la médiane de survie globale est estimée à 14,3 mois, pour une médiane de survie sans progression d'environ 3 mois. D'après une étude publiée en 2012 incluant 22 patients précédemment traités, et pour un traitement associant docétaxel et trastuzumab, ces valeurs sont respectivement estimées à 16 et 6,8 mois (51).

L'utilisation hors-AMM de trastuzumab pour la prise en charge des 7 patients inclus dans l'étude et porteurs d'adénocarcinomes gastriques surexprimant HER2 représente un coût d'environ 189 000 euros, pour 117 cures réalisées. A l'avenir, son utilisation en entretien, tout comme dans les schémas de prise en charge des cancers du sein surexprimant la cible HER2, pourrait entrainer une augmentation de son utilisation hors-AMM.

Après les situations d'impasses thérapeutiques et les non respects des conditions de prescriptions, subsistent aussi quelques cas d'emploi de médicament dans des pathologies non prévues dans l'AMM, alors même que les données actualisées de la science ne permettent pas de conclure à un bénéfice du traitement.

Par exemple, pour 5 patientes atteintes d'un cancer des ovaires platine-résistant, bevacizumab a été prescrit hors-AMM en deuxième ou troisième ligne de traitement. Dans le traitement de la première rechute pour les cancers des ovaires platine-résistants, une monothérapie est préconisée : les bithérapies augmentent le risque de survenue d'effets indésirables sans apporter de bénéfice, ni en survie sans progression, ni en survie globale (52). L'ajout de bevacizumab à une mono-chimiothérapie dans ce contexte a été étudié dans l'étude randomisée Aurelia (53). Un bénéfice en survie sans progression statistiquement significatif semble être apporté par bevacizumab, et ceci quel que soit le médicament qui lui est associé (bénéfice de 6 mois avec paclitaxel, de 4 mois avec topotécan ou 1 mois avec doxorubicine liposomale). Les résultats en termes de survie globale ne sont pas encore disponibles. Bevacizumab possède une AMM pour le traitement de première ligne des cancers des ovaires en association avec carboplatine et paclitaxel (54,55), pour le traitement de première intention des rechutes de cancers platine-sensibles (56) ; en revanche il ne possède pas d'AMM pour le traitement des rechutes de cancers des ovaires platine-résistants.

De même pour la prise en charge des mésothéliomes : 9 patients ont bénéficié de l'ajout de bevacizumab à une chimiothérapie conventionnelle. Bien que des études de phase II évaluent son utilisation dans cette indication (57,58), rien ne permet de conclure à une efficacité dans ce contexte.

Pour faire évoluer la méthode mise en œuvre pour maîtriser les prescriptions hors-AMM au Centre de Lutte Contre le Cancer de Dijon, trois axes sembleraient à privilégier.

Tout d'abord, sur la période de l'étude, 84% des demandes de recours à un traitement hors-AMM sont présentées après l'administration d'une première cure de chimiothérapie. Par ailleurs, pour 67,3% des lignes de traitement hors-AMM, une référence bibliographique avait été portée au dossier médical du patient pour justifier le recours à un traitement hors-AMM. Pour les 236 lignes de traitement analysées de façon plus approfondie, 56,7% des dossiers médicaux des patients contenaient une justification bibliographique correspondant à la pathologie à traiter et au traitement administré.

Pour améliorer ces deux résultats, nous proposons d'apporter des modifications au circuit de validation actuel, et en particulier concernant les cas d'émergence de nouvelles stratégies de prises en charge. Pour ces situations où le délai de mise à jour des recommandations par les instances obligeait jusqu'à présent les praticiens à faire valider chaque dossier patient en réunion, nous proposons une procédure différente. Il semblerait pertinent de discuter, dans ces cas-là, et par une collaboration entre médecins et pharmaciens, la création d'un dossier bibliographique de référence, dans lequel figureraient les études à haut niveau de preuve expliquant les modifications de stratégies thérapeutiques. A ce dossier seraient ajoutés une estimation du nombre de patients potentiellement concernés, la durée maximum de traitement envisagée, et le cadre précis de validation de ces nouvelles recommandations. Une fois ce dossier validé, il pourrait ensuite être soumis à relecture à un plus grand nombre de spécialistes, dans le même cadre que les réunions de validation des prescriptions hors-AMM actuelles par exemple. Si le dossier est finalement accepté, pour chaque patient concerné, il suffira alors de faire référence au dossier bibliographique en question pour justifier du recours au protocole hors-AMM.

La validation d'un dossier bibliographique en amont, par une collaboration oncologues-pharmaciens, pourrait ainsi diminuer le nombre d'administrations de médicaments anticancéreux hors-AMM avant la validation de la prescription en réunion, mais aussi diminuer le nombre de dossiers à présenter en réunion, tout en permettant d'améliorer la qualité des références bibliographiques portées aux dossiers médicaux.

Pour ce qui concerne le troisième axe d'évolution, cette étude montre que 14 patients (4,6%) sont décédés dans le mois suivant l'administration d'une unique cure hors-AMM. Il semblerait intéressant d'intégrer davantage de données cliniques dans le processus de validation des traitements hors-AMM. Par exemple, l'inscription du Performans Status du patient sur la feuille de compte rendu de réunion pourrait devenir obligatoire, et l'avis de l'équipe de soins palliatifs de l'établissement pourrait être demandé pour valider l'intérêt clinique d'administrer une ligne de traitement supplémentaire.

Le recours au hors-AMM ou au hors-RBU en oncologie peut potentiellement être plus fréquent à l'avenir. Il est donc nécessaire de perfectionner le système actuellement mis en œuvre. Ce travail montre que si l'AMM d'un médicament valide un niveau de preuve scientifique élevé et garantit un rapport bénéfice-risque favorable, pour le patient, en pratique, l'utilisation d'un médicament anticancéreux ne peut se limiter aux indications strictes validées par l'AMM. Le processus d'obtention d'une AMM ne permet pas d'intégrer en temps réel les données actualisées de la science.

La médecine factuelle, centrée sur le patient, se définit comme l'utilisation consciencieuse et judicieuse des meilleures données actuelles de la recherche clinique dans la prise en charge personnalisée de chaque patient (59). La méthode mise en œuvre au Centre de Lutte Contre le Cancer de Dijon tend vers ce concept de médecine factuelle. Il suppose la mise en œuvre de standards de qualité par l'analyse critique des études disponibles et l'adaptation des données de la littérature à la pratique clinique quotidienne. Dans le cadre de ce travail, nous avons pu constater que la plupart des recours à un traitement hors-AMM était justifié cliniquement par des circonstances d'impasses thérapeutiques, et scientifiquement par des études de phase II ou III, ou des études de cohorte publiées dans des revues scientifiques à comité de lecture.

Si notre travail porte sur la prescription hors-AMM, la question sous-jacente porte quant à elle sur l'AMM et l'élaboration de référentiels : sur quels niveaux de preuve doit-on se baser pour prétendre respecter le bon usage d'un médicament ? Comment établir des consensus internationaux pour harmoniser les systèmes de gradation des échelles de niveaux de preuve ? Comment adapter les démarches d'obtention des AMM pour qu'elles intègrent l'évolution continue des recommandations, et pouvoir notamment garantir une égalité d'accès aux soins ?
Dans l'étude présentée ici, le nombre de patients traités hors-AMM pour la prise en charge d'un cancer du sein est très faible en comparaison avec le nombre de patients traités pour cette indication dans l'établissement. C'est notamment le reflet d'une recherche très active et du large éventail d'options thérapeutiques dans ce domaine. On comprend bien que le niveau de preuve à exiger pour prouver l'efficacité d'une nouvelle thérapeutique dans cette indication ne peut pas être le même que pour un médicament destiné à être utilisé dans une pathologie rare

comme le sarcome. Cet exemple illustre la difficulté à définir un niveau de preuve acceptable à exiger quelques soit l'indication du traitement et la situation clinique.

Pour faciliter les extensions d'AMM dans le domaine de l'oncologie, l'European Society for Medical Oncology (ESMO) suggère la création d'une liste de drogues dont l'utilisation serait reconnue comme acceptable et utilisée par l'ensemble des pays européens (60). Elle va encore plus loin en proposant de modifier les règles d'extension d'AMM qui, jusqu'à présent, laissent les industriels seuls maîtres des démarches (61). Pour l'ESMO, les communautés de chercheurs et les professionnels de santé devraient pouvoir interférer dans ce système d'extension d'AMM en coopération avec les instances officielles de régulation. La mutualisation des dossiers bibliographiques que nous avons évoqués plus haut, ou des données cliniques telles que les caractéristiques des patients suivant des nouveaux protocoles, le type d'effets indésirables à surveiller spécifiquement ou les durées des lignes de traitement, pourrait permettre d'élaborer une base d'évaluation commune, qui, à terme, servirait de levier pour l'élaboration d'essais cliniques ou l'actualisation des référentiels.

Une meilleure maîtrise des prescriptions hors-AMM en cancérologie, et une mutualisation des expériences permettraient d'améliorer et d'harmoniser les pratiques, tout en favorisant l'égalité d'accès aux soins.

BIBLIOGRAPHIE

1. The rules governing medicinal products in the European Union. Disponible sur : http:/ec.europa.eu/enterprise/pharmaceuticals/eudralex/index.htm

2. E. Carré-Auger, B. Charpiat. Les prescriptions hors AMM : revue de la littérature. J Clin Pharmacol. 1998;17(10):187-92.

3. Levêque D. Off-label use of anticancer drugs. Lancet Oncol. 2008;9(11):1102-1107.

4. Fata F, O'Reilly E, Ilson D, Pfister D, Leffel D, Kelsen DP, *et al*. Paclitaxel in the treatment of patients with angiosarcoma of the scalp or face. Cancer. 1999;86(10): 2034-7.

5. Penel N, Bui BN, Bay J-O, Cupissol D, Ray-Coquard I, Piperno-Neumann S, *et al*. Phase II Trial of Weekly Paclitaxel for Unresectable Angiosarcoma: The ANGIOTAX Study. J Clin Oncol. 2008;26(32):5269-5274.

6. Schlemmer M, Reichardt P, Verweij J, Hartmann JT, Judson I, Thyss A, *et al*. Paclitaxel in patients with advanced angiosarcomas of soft tissue: A retrospective study of the EORTC soft tissue and bone sarcoma group. Eur J Cancer. 2008;44(16):2433-2436.

7. Conti RM, Bernstein AC, Villaflor VM, Schilsky RL, Rosenthal MB, Bach PB. Prevalence of Off-Label Use and Spending in 2010 Among Patent-Protected Chemotherapies in a Population-Based Cohort of Medical Oncologists. J Clin Oncol. 2013;31(9):1134-1139.

8. ANSM, HAS, InCa. Méthodologie générale d'élaboration des protocoles thérapeutiques « hors-GHS ». 2007.

9. France. Loi n° 2011-2012 du 29 décembre 2011 relative au renforcement de la sécurité sanitaire du médicament et des produits de santé. JORF du 30 décembre 2011, p. 1 à 170.

10. France. Code de la santé publique - Article L5121-12-1. Modifié par la Loi n°2012-1404 du 17 décembre 2012.

11. France. Décret n° 2008-1121 du 31 octobre 2008 relatif au contrat de bon usage des médicaments et des produits et prestations mentionné à l'article L. 162-22-7 du code de la sécurité sociale. JORF n°0257 du 4 novembre 2008.

12. France. Code de la santé publique - Article R4127-8.

13. France. Code de la santé publique - Article R4127-40.

14. Hamilton EP, Lyman GH, Peppercorn J. Availability of experimental therapy outside oncology randomized clinical trials in the United States. J Clin Oncol Off J Am Soc Clin Oncol. 2010;28(34):5067–5073.

15. Situation de la chimiothérapie des cancers 2012 - Rapport 2012. Collection Etats des lieux et des connaissances, ouvrage collectif édité par l'InCa, Boulogne-Billancourt, juin 2013.

16. Radley DC, Finkelstein SN, Stafford RS. Off-label prescribing among office-based physicians. Arch Intern Med. 2006;166(9):1021–1026.

17. American Medical Association. Reimbursement for cancer treatment: coverage of off-label drug indications. J Clin Oncol Off J Am Soc Clin Oncol. 2006;24(19):3206–3208.

18. Laetz T, Silberman G. Reimbursement policies constrain the practice of oncology. J Am Med Assoc. 1991;266(21):2996–2999.

19. Roila F, Ballatori E, Labianca R, De Braud F, Borgonovo K, Martelli O, et al. Off-label prescription of antineoplastic drugs: an Italian prospective, observational, multicenter survey. Tumori. 2009;95(6):647-651.

20. Debrix I, André T, Becker A, Lotz JP, Gligorov J, Boukari Y, et al. Prescriptions hors AMM en cancérologie: qu'en pensent les experts? Bull Cancer (Paris). 2004;91(10):769-77.

21. Grangeasse L, Coudert B, Pivot X, Fumoleau P, Depierre A, Chauffert B, et al. Bon usage du médicament dans les tumeurs solides: conformité à l'AMM et niveau de preuve scientifique. Bull Cancer (Paris). 2006;93(10):1047-54.

22. Robert F, Womack M, deShazo M, Cantor A, Jerome M, Miley D. International Association for the Study of Lung Cancer; July 5, 2011; Amsterdam. Preliminary results of a phase II study of metronomic chemotherapy with bevacizumab in advanced non-small cell lung cancer.

23. Friedman HS, Prados MD, Wen PY, Mikkelsen T, Schiff D, Abrey LE, et al. Bevacizumab alone and in combination with irinotecan in recurrent glioblastoma. J Clin Oncol Off J Am Soc Clin Oncol. 2009;27(28):4733-4740.

24. Vredenburgh JJ, Desjardins A, Herndon JE 2nd, Marcello J, Reardon DA, Quinn JA, et al. Bevacizumab plus irinotecan in recurrent glioblastoma multiforme. J Clin Oncol Off J Am Soc Clin Oncol. 2007;25(30):4722-4729.

25. Kreisl TN, Kim L, Moore K, Duic P, Royce C, Stroud I, et al. Phase II trial of single-agent bevacizumab followed by bevacizumab plus irinotecan at tumor progression in recurrent glioblastoma. J Clin Oncol Off J Am Soc Clin Oncol. 2009;27(5):740-745.

26. ANSM. Référentiel de bon usage des médicaments de la liste hors-GHS. Juillet 2012

27. Gilbert MR, Dignam J, Won M, Blumenthal DT, Vogelbaum MA, Aldape KD, *et al*. RTOG 0825: Phase III double-blind placebo-controlled trial evaluating bevacizumab (Bev) in patients (Pts) with newly diagnosed glioblastoma (GBM). J Clin Oncol. 2013;31(suppl; abstr 1) : 111571-132

28. Conroy T, Desseigne F, Ychou M, Bouché O, Guimbaud R, Bécouarn Y, *et al*. FOLFIRINOX versus gemcitabine for metastatic pancreatic cancer. N Engl J Med. 2011;364(19):1817–1825.

29. André T. Thésaurus National de Cancérologie Digestive : Cancer du pancréas. Consulté le 16 décembre 2013.
Disponible sur :
http://www.snfge.org/data/moduledocument/publication/5/1072.htm

30. Ramya T. Cancer Network. Treatment of Metastatic Pancreatic Adenocarcinoma: A Review. Consulté le 15 janvier 2014.
Disponible sur : http://www.cancernetwork.com/review-article/treatment-metastatic-pancreatic-adenocarcinoma-review/page/0/2

31. Maki RG, Wathen JK, Patel SR, Priebat DA, Okuno SH, Samuels B, *et al*. Randomized Phase II Study of Gemcitabine and Docetaxel Compared With Gemcitabine Alone in Patients With Metastatic Soft Tissue Sarcomas: Results of Sarcoma Alliance for Research Through Collaboration Study 002. J Clin Oncol. 2007;25(19):2755–2763.

32. Demetri GD, Chawla SP, von Mehren M, Ritch P, Baker LH, Blay JY, *et al*. Efficacy and Safety of Trabectedin in Patients With Advanced or Metastatic Liposarcoma or Leiomyosarcoma After Failure of Prior Anthracyclines and Ifosfamide: Results of a Randomized Phase II Study of Two Different Schedules. J Clin Oncol. 2009;27(25):4188–4196.

33. Smith IE, Pierga J-Y, Biganzoli L, Cortes-Funes H, Thomssen C, Pivot X, *et al*. First-line bevacizumab plus taxane-based chemotherapy for locally recurrent or metastatic breast cancer: safety and efficacy in an open-label study in 2251 patients. Ann Oncol. 2010;22(3):595–602.

34. Cortes J, O'Shaughnessy J, Loesch D, Blum JL, Vahdat LT, Petrakova K, *et al*. Eribulin monotherapy versus treatment of physician's choice in patients with metastatic breast cancer (EMBRACE) : a phase 3 open-label randomised study. The Lancet. 2011;377(9769):914–923.

35. Miller K, Wang M, Gralow J, Dickler M, Cobleigh M, Perez EA, *et al*. Paclitaxel plus Bevacizumab versus Paclitaxel Alone for Metastatic Breast Cancer. N Engl J Med. 2007;357(26):2666–2676.

36. Miles DW, Chan A, Dirix LY, Cortés J, Pivot X, Tomczak P, *et al*. Phase III study of bevacizumab plus docetaxel compared with placebo plus docetaxel for the first-line treatment of human epidermal growth factor receptor 2–negative metastatic breast cancer. J Clin Oncol. 2010;28(20):3239–47.

37. Robert NJ, Diéras V, Glaspy J, Brufsky AM, Bondarenko I, Lipatov ON, *et al*. RIBBON-1 : randomized, double-blind, placebo-controlled, phase III trial of chemotherapy with or without bevacizumab for first-line treatment of human epidermal growth factor receptor 2-negative, locally recurrent or metastatic breast cancer. J Clin Oncol Off J Am Soc Clin Oncol. 2011;29(10):1252–1260.

38. Brufsky AM, Hurvitz S, Perez E, Swamy R, Valero V, O'Neill V, *et al*. RIBBON-2 : a randomized, double-blind, placebo-controlled, phase III trial evaluating the efficacy and safety of bevacizumab in combination with chemotherapy for second-line treatment of human epidermal growth factor receptor 2-negative metastatic breast cancer. J Clin Oncol Off J Am Soc Clin Oncol. 2011;29(32):4286–4293.

39. Miller KD, Chap LI, Holmes FA, Cobleigh MA, Marcom PK, Fehrenbacher L, et al. Randomized Phase III Trial of Capecitabine Compared With Bevacizumab Plus Capecitabine in Patients With Previously Treated Metastatic Breast Cancer. J Clin Oncol. 2005;23(4):792-799.

40. Sørensen M, Pijls-Johannesma M, Felip E. Small-cell lung cancer : ESMO Clinical Practice Guidelines for diagnosis, treatment and follow-up. Ann Oncol. 2010;21(suppl 5) : 120-125.

41. Hanna N, Bunn PA, Langer C, Einhorn L, Guthrie T, Beck T, et al. Randomized Phase III Trial Comparing Irinotecan/Cisplatin With Etoposide/Cisplatin in Patients With Previously Untreated Extensive-Stage Disease Small-Cell Lung Cancer. J Clin Oncol. 2006;24(13):2038-2043.

42. Horn L, Zhao Z, Sandler A, Johnson D, Shyr Y, Wolff S, et al. A phase II study of carboplatin and irinotecan in extensive stage small-cell lung cancer. Clin Lung Cancer. 2011;12(3):161-165.

43. Chen G, Huynh M, Fehrenbacher L, West H, Lara PN, Yavorkovsky LL, et al. Phase II Trial of Irinotecan and Carboplatin for Extensive or Relapsed Small-Cell Lung Cancer. J Clin Oncol. 2009;27(9):1401-1404.

44. Schmittel A, Fischer von Weikersthal L, Sebastian M, Martus P, Schulze K, Hortig P, et al. A randomized phase II trial of irinotecan plus carboplatin versus etoposide plus carboplatin treatment in patients with extended disease small-cell lung cancer. Ann Oncol. 2006;17(4):663-667.

45. Hermes A, Bergman B, Bremnes R, Ek L, Fluge S, Sederholm C, et al. Irinotecan Plus Carboplatin Versus Oral Etoposide Plus Carboplatin in Extensive Small-Cell Lung Cancer: A Randomized Phase III Trial. J Clin Oncol. 2008;26(26):4261-4267.

46. O'Brien MER, Ciuleanu T-E, Tsekov H, Shparyk Y, Čueviá B, Juhasz G, *et al.* Phase III Trial Comparing Supportive Care Alone With Supportive Care With Oral Topotecan in Patients With Relapsed Small-Cell Lung Cancer. J Clin Oncol. 2006;24(34):5441-5447.

47. Bang Y-J, Van Cutsem E, Feyereislova A, Chung HC, Shen L, Sawaki A, *et al.* Trastuzumab in combination with chemotherapy versus chemotherapy alone for treatment of HER2-positive advanced gastric or gastro-oesophageal junction cancer (ToGA): a phase 3, open-label, randomised controlled trial. Lancet. 2010;376(9742):687-697.

48. Kang JH, Lee SI, Lim DH, Park K-W, Oh SY, Kwon H-C, *et al.* Salvage Chemotherapy for Pretreated Gastric Cancer: A Randomized Phase III Trial Comparing Chemotherapy Plus Best Supportive Care With Best Supportive Care Alone. J Clin Oncol. 2012;30(13):1513-1518.

49. Thuss-Patience PC, Kretzschmar A, Deist T, Hinke A, Bichev D, Lebedinzew B, *et al.* Irinotecan versus best supportive care (BSC) as second-line therapy in gastric cancer: a randomized phase III study of the Arbeitsgemeinschaft Internistische Onkologie (AIO). J Clin Oncol. 2009;27(Suppl 15):4540.

50. HAS. Guide Affection Longue Durée – Cancer de l'estomac. Septembre 2011.

51. Dai G-H, Shi Y, Chen L, Lv Y-L, Zhong M. Trastuzumab combined with docetaxel-based regimens in previously treated metastatic gastric cancer patients with HER2 over-expression. Hepatogastroenterology. 2012;59(120):2439-2444.

52. Goff BA. Advanced ovarian cancer: what should be the standard of care? J Gynecol Oncol. 2013;24(1):83.

53. Pujade-Lauraine E, Hilpert F, Weber B, Reuss A, Poveda A, Kristensen G, *et al.*. AURELIA: A randomized phase III trial evaluating bevacizumab combined with chemotherapy for platinum-resistant recurrent ovarian cancer. J Clin Oncol. 2012 ; 30(suppl 20) : LBA5002.

Disponible sur : http://meeting.ascopubs.org/cgi/content/abstract/30/18_suppl/LBA5002

54. Perren TJ, Swart AM, Pfisterer J, Ledermann JA, Pujade-Lauraine E, Kristensen G, *et al*. A Phase 3 Trial of Bevacizumab in Ovarian Cancer. N Engl J Med. 2011;365(26):2484–2496.

55. Burger RA, Brady MF, Bookman MA, Fleming GF, Monk BJ, Huang H, *et al*. Incorporation of bevacizumab in the primary treatment of ovarian cancer. N Engl J Med. 2011;365(26):2473–83.

56. Aghajanian C, Blank SV, Goff BA, Judson PL, Teneriello MG, Husain A, *et al*. OCEANS: A Randomized, Double-Blind, Placebo-Controlled Phase III Trial of Chemotherapy With or Without Bevacizumab in Patients With Platinum-Sensitive Recurrent Epithelial Ovarian, Primary Peritoneal, or Fallopian Tube Cancer. J Clin Oncol. 2012;30(17):2039–2045.

57. Dowell J, Taub R, Lan C, Xie Y, Dunphy F, Blake V, *et al*. A multicenter phase II study of pemetrexed (P), cisplatin (C), and bevacizumab (B) in patients (pts) with advanced malignant mesothelioma (MM). J Clin Oncol. 2009;27(suppl 20) : 1578.

Disponible sur: http://meeting.ascopubs.org/cgi/content/abstract/27/15S/7578.

58. Zalcman G, Margery J, Scherpereel A, Astoul P, Monnet I, Milleron BJ, *et al*. IFCT-GFPC-0701 MAPS trial, a multicenter randomized phase II/III trial of

pemetrexed-cisplatin with or without bevacizumab in patients with malignant pleural mesothelioma. J Clin Oncol. 2010;28(suppl 20) : 7020.

Disponible sur: http://meeting.ascopubs.org/cgi/content/abstract/28/15_suppl/7020.

59. Sackett DL, Rosenberg WM, Gray JA, Haynes RB, Richardson WS. Evidence based medicine: what it is and what it isn't. BMJ. 1996;312(7023):71-72.

60. Casali PG, Executive Committee of ESMO. The off-label use of drugs in oncology: a position paper by the European Society for Medical Oncology (ESMO). Ann Oncol Off J Eur Soc Med Oncol ESMO. 2007;18(12):1923-1925.

61. Boos J. Off label use--label off use? Ann Oncol Off J Eur Soc Med Oncol ESMO. 2003;14(1):1-5.

62. Puchner MJA, Hans VH, Harati A, Lohmann F, Glas M, Herrlinger U. Bevacizumab-induced regression of anaplastic meningioma. Ann Oncol. 2010;21(12):2445-2446.

63. Stewart DJ, Dahrouge S, Soltys K. A phase II study of 5-fluorouracil plus folinic acid in malignant gliomas in adults. J Neurooncol. 1995;23(3):249-252.

64. Addeo R, Caraglia M, De Santi MS, Montella L, Abbruzzese A, Parlato C, *et al*. A new schedule of fotemustine in temozolomide-pretreated patients with relapsing glioblastoma. J Neurooncol. 2011;102(3):417-424.

65. Soffietti R, Trevisan E, Ruda R, Bertero L, Bosa C, Fabrini MG, *et al*. Phase II trial of bevacizumab with fotemustine in recurrent glioblastoma: Final results of a multicenter study of AINO (Italian Association of Neuro-oncology). J Clin Oncol. 2011 ; 29 (suppl 20) : 2027.

Disponible sur: http://meeting.ascopubs.org/cgi/content/abstract/29/15_suppl/2027.

66. Hainsworth JD, Shih KC, Shepard GC, Tillinghast GW, Brinker BT, Spigel DR. Phase II study of concurrent radiation therapy, temozolomide, and bevacizumab followed by bevacizumab/everolimus as first-line treatment for patients with glioblastoma. Clin Adv Hematol Oncol HO. 2012;10(4):240-246.

67. Vredenburgh JJ, Desjardins A, Reardon DA, Peters KB, Herndon JE 2nd, Marcello J, *et al*. The addition of bevacizumab to standard radiation therapy and temozolomide followed by bevacizumab, temozolomide, and irinotecan for newly diagnosed glioblastoma. Clin Cancer Res Off J Am Assoc Cancer Res. 2011;17(12):4119-4124.

68. Tas F, Camlica H, Topuz E. Temozolomide in combination with fotemustine in patients with metastatic melanoma. Cancer Chemother Pharmacol. 2008;62(2):293-298.

69. Gander M, Leyvraz S, Decosterd L, Bonfanti M, Marzolini C, Shen F, *et al*. Sequential administration of temozolomide and fotemustine: Depletion of O6-alkyl guanine-DNA transferase in blood lymphocytes and in tumours. Ann Oncol. 1999;10(7):831-838.

70. Franceschi E, Cavallo G, Scopece L, Paioli A, Pession A, Magrini E, *et al*. Phase II trial of carboplatin and etoposide for patients with recurrent high-grade glioma. Br J Cancer. 2004;91(6):1038-1044.

71. Green RM, Cloughesy TF, Stupp R, DeAngelis LM, Woyshner EA, Ney DE, *et al*. Bevacizumab for recurrent ependymoma. Neurology. 2009;73(20):1677-1680.

72. Lorgis V, Varbedian O, Ghiringhelli F. Metronomic Cyclophosphamide with Cisplatin and Bevacizumab: A New Chemotherapeutic Regimen for Refractory Anaplastic Ependymoma. Anticancer Res. 2012;32(11):5067-5070.

73. Radu A, Pichon C, Camparo P, Antoine M, Allory Y, Couvelard A, *et al*. Expression of Follicle-Stimulating Hormone Receptor in Tumor Blood Vessels. N Engl J Med. 2010;363 :1621-30.

74. Venook AP, Ko AH, Tempero MA, Uy J, Weber T, Korn M, *et al*. Phase II trial of FOLFOX plus bevacizumab in advanced, progressive neuroendocrine tumors. J Clin Oncol. 2008;26 (suppl 15): 15545
Disponible sur :
http://meeting.ascopubs.org/cgi/content/abstract/26/15_suppl/15545.

75. Joensuu H, Kellokumpu-Lehtinen P-L, Huovinen R, Jukkola-Vuorinen A, Tanner M, Asola R, *et al*. Adjuvant capecitabine in combination with docetaxel and cyclophosphamide plus epirubicin for breast cancer: an open-label, randomised controlled trial. Lancet Oncol. 2009;10(12):1145–1151.

76. El-Shami K, Elsaid A, El-Kerm Y. Open-label safety and efficacy pilot trial of intraperitoneal bevacizumab as palliative treatment in refractory malignant ascites. J Clin Oncol. 2007;25 (suppl 18): 9043
Disponible sur: http://meeting.ascopubs.org/cgi/content/abstract/25/18_suppl/9043.

77. Blackwell KL, Burstein HJ, Storniolo AM, Rugo H, Sledge G, Koehler M, *et al*. Randomized Study of Lapatinib Alone or in Combination With Trastuzumab in Women With ErbB2-Positive, Trastuzumab-Refractory Metastatic Breast Cancer. J Clin Oncol. 2010;28(7):1124–1130.

78. Paz-Ares LG, De Marinis F, Dediu M, Thomas M, Pujol JL, Bidoli P, *et al*. PARAMOUNT: Phase III study of maintenance pemetrexed (pem) plus best supportive care (BSC) versus placebo plus BSC immediately following induction treatment with pem plus cisplatin for advanced nonsquamous non-small cell lung cancer (NSCLC). J Clin Oncol. 2011;29(Suppl 18).

Disponible sur: http://meeting.ascopubs.org/cgi/content/abstract/29/18_suppl/CRA7510.

79. HAS. Synthèse d'avis de la Commission de la Transparence. Tarceva. Juin 2011.

Disponible sur: http://www.has-sante.fr/portail/upload/docs/application/pdf/2012-01/tarceva_22-06-2011_synthese_ct10255.pdf

80. Akerley W, Boucher KM, Bentz JS, Arbogast K, Walters T. A phase II study of erlotinib as initial treatment for patients with stage IIIB-IV non-small cell lung cancer. J Thorac Oncol Off Publ Int Assoc Study Lung Cancer. 2009;4(2):214–219.

81. Jackman DM, Yeap BY, Lindeman NI, Fidias P, Rabin MS, Temel J, *et al*. Phase II Clinical Trial of Chemotherapy-Naive Patients > 70 Years of Age Treated With Erlotinib for Advanced Non-Small-Cell Lung Cancer. J Clin Oncol. 2007;25(7):760–766.

82. Kreuter M, Vansteenkiste J, Fischer JR, Eberhardt W, Zabeck H, Kollmeier J, *et al*. Randomized phase 2 trial on refinement of early-stage NSCLC adjuvant chemotherapy with cisplatin and pemetrexed versus cisplatin and vinorelbine: the TREAT study. Ann Oncol. 2012;24(4):986–992.

83. Jo J-C, Lee J-L, Ryu M-H, Sym SJ, Lee SS, Chang HM, *et al*. Docetaxel monotherapy as a second-line treatment after failure of fluoropyrimidine and platinum in advanced gastric cancer: experience of 154 patients with prognostic factor analysis. Jpn J Clin Oncol. 2007;37(12):936–941.

84. Lee J-L, Ryu M-H, Chang HM, Kim T-W, Yook JH, Oh ST, *et al*. Efficacy and safety study of docetaxel as salvage chemotherapy in metastatic gastric cancer

failing fluoropyrimidine and platinum combination chemotherapy. Cancer Res Treat Off J Korean Cancer Assoc. 2005;37(4):201-207.

85. Van Cutsem E, Boni C, Tabernero J, Massuti B, Richards DA, Prenen H, *et al*. Randomized phase II study (GATE study) of docetaxel plus oxaliplatin with or without fluorouracil or capecitabine in metastatic or locally recurrent gastric cancer. Liver. 2011;51(51):44.

86. Andersen M, Schønnemann KR, Yilmaz M, Jensen HA, Vestermark LW, Pfeiffer P. Phase I study of docetaxel, oxaliplatin and capecitabine (TEX) as first line therapy to patients with advanced gastro-oesophageal cancer. Acta Oncol Stockh Swed. 2010;49(8):1246-1252.

87. Jeon EK, Hong SH, Kim TH, Jung SE, Park JC, Won H-S, et al. Modified FOLFIRI as Second-Line Chemotherapy after Failure of Modified FOLFOX-4 in Advanced Gastric Cancer. Cancer Res Treat Off J Korean Cancer Assoc. 2011;43(3):148-153.

88. Rebischung C, Barnoud R, Stéfani L, Faucheron J-L, Mousseau M. The effectiveness of trastuzumab (Herceptin) combined with chemotherapy for gastric carcinoma with overexpression of the c-erbB-2 protein. Gastric Cancer Off J Int Gastric Cancer Assoc Jpn Gastric Cancer Assoc. 2005;8(4):249-252.

89. Pernot S, Turki H, Mitry E, Dahan L, Lepere C, Vaillant JN *et al*. Docétaxel, 5-Fluorouracile, Acide Folinique et oxaliplatine (TFOX) dans l'adénocarcinome (ADK) gastrique et de la jonction oeso-gastrique avancé : résultats préliminaires sur 46 cas. Site de la Société Nationale Française de Gastro-Entérologie. Disponible sur: http://www.snfge.asso.fr/01-Bibliotheque/0A-Resumes-JFHOD/2011/5582.html

90. Kim SH, Lee G-W, Go SI, Cho SH, Kim HJ, Kim HG, et al. A phase II study of irinotecan, continuous 5-fluorouracil, and leucovorin (FOLFIRI) combination chemotherapy for patients with recurrent or metastatic gastric cancer previously treated with a fluoropyrimidine-based regimen. Am J Clin Oncol. 2010;33(6):572-576.

91. Kang SH, Kim JI, Moon HS, Kim SH, Sung JK, Lee BS, et al. Oxaliplatin and leucovorin plus fluorouracil versus irinotecan and leucovorin plus fluorouracil combination chemotherapy as a first-line treatment in patients with metastatic or recurred gastric adenocarcinoma. Korean J Gastroenterol Taehan Sohwagi Hakhoe Chi. 2010;55(1):26-32.

92. Gonzalez-Martin A, Gladieff L, Tholander B, Stroyakovsky D, Gore M, Scambia G, et al. Efficacy and safety results from OCTAVIA, a single-arm phase II study evaluating front-line bevacizumab, carboplatin and weekly paclitaxel for ovarian cancer. Eur J Cancer Oxf Engl 1990. 2013;49(18):3831-3838.

93. Jurado JM, Jurado García JM, Sánchez A, Pajares B, Pérez E, Alonso L, et al. Combined oral cyclophosphamide and bevacizumab in heavily pre-treated ovarian cancer. Clin Transl Oncol Off Publ Fed Span Oncol Soc Natl Cancer Inst Mex. 2008;10(9):583-586.

94. Garcia AA, Hirte H, Fleming G, Yang D, Tsao-Wei DD, Roman L, et al. Phase II Clinical Trial of Bevacizumab and Low-Dose Metronomic Oral Cyclophosphamide in Recurrent Ovarian Cancer: A Trial of the California, Chicago, and Princess Margaret Hospital Phase II Consortia. J Clin Oncol. 2008;26(1):76-82.

95. Chura JC, Van Iseghem K, Downs LS Jr, Carson LF, Judson PL. Bevacizumab plus cyclophosphamide in heavily pretreated patients with recurrent ovarian cancer. Gynecol Oncol. 2007;107(2):326-330.

96. Pfisterer J, Plante M, Vergote I, du Bois A, Hirte H, Lacave AJ, *et al.* Gemcitabine Plus Carboplatin Compared With Carboplatin in Patients With Platinum-Sensitive Recurrent Ovarian Cancer: An Intergroup Trial of the AGO-OVAR, the NCIC CTG, and the EORTC GCG. J Clin Oncol. 2006;24(29):4699–4707.

97. Villella J, Marchetti D, Odunsi K, Rodabaugh K, Driscoll DL, Lele S. Response of combination platinum and gemcitabine chemotherapy for recurrent epithelial ovarian carcinoma. Gynecol Oncol. 2004;95(3):539–545.

98. Tay SK, Ilanchadran A, Tan TY. First-line gemcitabine and carboplatin in advanced ovarian carcinoma: a phase II study. BJOG Int J Obstet Gynaecol. 2006;113(12):1388–1392.

99. Pectasides D, Pectasides E, Papaxoinis G, Psyrri A, Pliarchopoulou K, Koumarianou A, *et al.* Carboplatin/gemcitabine alternating with carboplatin/pegylated liposomal doxorubicin and carboplatin/cyclophosphamide in platinum-refractory/resistant paclitaxel - pretreated ovarian carcinoma. Gynecol Oncol. 2010;118(1):52–57.

100. Sufliarsky J, Chovanec J, Svetlovska D, Minarik T, Packan T, Kroslakova D, *et al.* Gemcitabine and carboplatin treatment in patients with relapsing ovarian cancer. Neoplasma. 2009;56(4):291–297.

101. Raspagliesi F, Zanaboni F, Vecchione F, Hanozet F, Scollo P, Ditto A, *et al.* Gemcitabine combined with oxaliplatin (GEMOX) as second-line chemotherapy in patients with advanced ovarian cancer refractory or resistant to platinum and taxane. Oncology. 2004;67(5-6):376–381.

102. Kalykaki A, Papakotoulas P, Tsousis S, Boukovinas I, Kalbakis K, Vamvakas L, *et al.* Gemcitabine plus oxaliplatin (GEMOX) in pretreated patients

with advanced ovarian cancer: a multicenter phase II study of the Hellenic Oncology Research Group (HORG). Anticancer Res. 2008;28(1B):495-500.

103. Krasner CN, McMeekin DS, Chan S, Braly PS, Renshaw FG, Kaye S, *et al.* A Phase II study of trabectedin single agent in patients with recurrent ovarian cancer previously treated with platinum-based regimens. Br J Cancer. 2007;97(12):1618-1624.

104. Sessa C, De Braud F, Perotti A, Bauer J, Curigliano G, Noberasco C, *et al.* Trabectedin for women with ovarian carcinoma after treatment with platinum and taxanes fails. J Clin Oncol. 2005;23(9):1867-74.

105. Hamilton CA, Maxwell GL, Chernofsky MR, Bernstein SA, Farley JH, Rose GS. Intraperitoneal bevacizumab for the palliation of malignant ascites in refractory ovarian cancer. Gynecol Oncol. 2008;111(3):530-532.

106. Hensley ML, Maki R, Venkatraman E, Geller G, Lovegren M, Aghajanian C, *et al.* Gemcitabine and Docetaxel in Patients With Unresectable Leiomyosarcoma: Results of a Phase II Trial. J Clin Oncol. 2002;20(12):2824-2831.

107. Pautier P, Bui Nguyen B, Penel N, Piperno-Neumann S, Delcambre-Lair C, Bompas E, *et al.* Final results of a FNCLCC French Sarcoma Group multicenter randomized phase II study of gemcitabine (G) versus gemcitabine and docetaxel (G+ D) in patients with metastatic or relapse leiomyosarcoma (LMS). J Clin Oncol. 2009;27(15 Suppl):10527.

108. Wagner LM, McAllister N, Goldsby RE, Rausen AR, McNall-Knapp RY, McCarville MB, *et al.* Temozolomide and intravenous irinotecan for treatment of advanced Ewing sarcoma. Pediatr Blood Cancer. 2007;48(2):132-139.

109. Casey DA, Wexler LH, Merchant MS, Chou AJ, Merola PR, Price AP, *et al*. Irinotecan and temozolomide for Ewing sarcoma: The Memorial Sloan-Kettering experience. Pediatr Blood Cancer. 2009;53(6):1029-1034.

110. Le Cesne A, Blay JY, Judson I, Van Oosterom A, Verweij J, Radford J *et al*. Phase II Study of ET-743 in Advanced Soft Tissue Sarcomas: A European Organisation for the Research and Treatment of Cancer (EORTC) Soft Tissue and Bone Sarcoma Group Trial. J Clin Oncol. 8 nov 2004;23(3):576-584.

LISTE DES FIGURES

Figure 1- Fréquence des prescriptions hors-AMM par type de localisation cancéreuse 29
Figure 2 - Cohorte : Numéros des lignes de traitement 30
Figure 3 - Cohorte : Durée des lignes de traitements hors-AMM 36
Figure 4 - Cohorte : Durée des lignes de traitements hors-AMM et causes d'arrêt des traitements 37
Figure 5 - Cohorte : Temps entre la dernière cure de dernière ligne de traitement hors-AMM et le décès 38
Figure 6 – Nombre de cures de dernière ligne de traitement hors-AMM réalisées avant décès 39
Figure 7 - Cohorte: Estimation des dépenses en médicaments prescrits hors-AMM par organe atteint 40
Figure 8 - Système Nerveux Central : Protocoles prescrits et fréquence 41
Figure 9 - Système Nerveux Central : Durée d'administration des lignes hors-AMM 42
Figure 10 - Système Nerveux Central : Durée et causes d'arrêt des lignes de traitement 42
Figure 11 - Système Nerveux Central : Temps entre la dernière cure de dernière ligne de chimiothérapie hors-AMM et le décès 44
Figure 12 - Système Nerveux Central : Estimation de la Survie Globale sous bevacizumab monothérapie par la méthode de Kaplan-Meier 45
Figure 13 - Système Nerveux Central : Estimation de la Survie Sans Progression sous bevacizumab monothérapie par la méthode de Kaplan-Meier 45
Figure 14 - Pancréas : Protocoles prescrits hors-AMM et fréquence 46
Figure 15 - Pancréas : Durée de la ligne de traitement hors-AMM 47
Figure 16 - Durée des lignes de traitements hors-AMM et causes d'arrêt 47
Figure 17 - Pancréas : Temps entre la date de la dernière cure de dernière ligne hors-AMM et le décès 48
Figure 18 - Pancréas : Estimation de la Survie Globale sous Folfirinox par la méthode de Kaplan-Meier 49
Figure 19 - Pancréas : Estimation de la Survie Sans Progression sous Folfirinox par la méthode de Kaplan-Meier .. 49
Figure 20 - Sein : Durée d'administration des lignes hors-AMM 51
Figure 21 - Sein : Temps entre la dernière cure de dernière ligne hors-AMM et le décès 52
Figure 22 - Sein : Estimation de la Survie Globale avec l'ajout de bevacizumab à une chimiothérapie conventionnelle par la méthode de Kaplan-Meier 53
Figure 23 - Sein : Estimation de la Survie Sans Progression avec l'ajout de bevacizumab à une chimiothérapie conventionnelle par la méthode de Kaplan-Meier 53
Figure 24 - Poumons : Protocoles prescrits hors-AMM 54
Figure 25 - Poumons : Durée des lignes hors-AMM 55
Figure 26 - Poumons : Temps entre dernière cure de dernière ligne hors-AMM et décès 56
Figure 27 - Poumons : Estimation de la Survie Globale sous irinotécan par la méthode de Kaplan-Meier 57
Figure 28 - Poumons : Estimation de la Survie Sans Progression sous irinotécan par la méthode de Kaplan-Meier .. 57
Figure 29 - Estomac : Durée de la ligne hors-AMM 59
Figure 30 - Estomac : Temps entre la dernière cure de dernière ligne de chimio hors-AMM et le décès 60

Figure 31 - Estomac : Estimation de la Survie Globale avec l'ajout de trastuzumab à une chimiothérapie conventionnelle par la méthode de Kaplan-Meier..61

Figure 32 - Estomac : Estimation de la Survie Sans Progression avec l'ajout de trastuzumab à une chimiothérapie conventionnelle par la méthode de Kaplan-Meier..61

Figure 33 - Ovaires : Durée des lignes hors-AMM 63

Figure 34 - Ovaires : Estimation de la Survie Globale avec l'ajout de bevacizumab à une chimiothérapie conventionnelle par la méthode de Kaplan-Meier..64

Figure 35 - Ovaires : Estimation de la Survie Sans Progression avec l'ajout de bevacizumab à une chimiothérapie conventionnelle par la méthode de Kaplan-Meier..64

Figure 36 - Sarcome : Durée des lignes hors-AMM 66

Figure 37 - Sarcome : Temps entre la dernière cure de dernière ligne et le décès 67

Figure 38 - Sarcome : Estimation de la Survie Globale sous Trabectédine par la méthode de Kaplan-Meier 68

Figure 39 - Sarcome : Estimation de la Survie Sans Progression sous Trabectédine par la méthode de Kaplan-Meier 68

LISTE DES TABLEAUX

Tableau 1 - Données démographiques de la cohorte de patients 35

Tableau 2 - Nombre de patients traités dans l'établissement en 2011 et 2012 par type d'organe atteint 71

Tableau 3 - Système Nerveux Central : Impact de l'utilisation de bevacizumab 72

Tableau 4 - Pancréas : Impact de l'utilisation de Folfirinox 74

Tableau 5 - Sarcomes : Impact de l'utilisation de trabectédine 76

TABLE DES MATIERES

INTRODUCTION **5**
1. Prescriptions hors-AMM : de la théorie..7
2. Prescriptions hors-AMM : …à la pratique en oncologie médicale 8
3. Cas particulier des médicaments hors-GHS et de la prescription hors-RBU..................11
4. Que dit la loi ?...13
5. Les risques liés à la prescription hors-AMM 16
6. Les prescriptions hors-AMM : les données de la littérature 17
    6.1   Etats-Unis 18
    6.2   Europe 19
    6.3   France 20
7. Les réunions de concertation pour la prescription de médicaments hors-AMM au Centre de Lutte Contre le Cancer de Dijon 22

OBJECTIFS DE L'ETUDE **24**

PATIENTS ET METHODE **24**
1. Origine des données 24
2. Méthodes d'analyse...25
    2.1   Evaluation des réunions de concertation pluridisciplinaire 25
    2.2   Evaluation de l'impact médical des prescriptions hors-AMM 25
    2.3   Evaluation de l'impact économique des prescriptions hors-AMM.........................27

RESULTATS **28**
1. Evaluation des réunions de concertation pour la prescription de médicaments anticancéreux hors-AMM du 1er janvier 2011 au 31 décembre 2012 28
    1.1   Description des demandes de recours à un traitement anticancéreux hors-AMM 28
        1.1.1   Types d'atteintes..28
        1.1.2   Ligne de traitement..30
    1.2   Cohérence entre traitement hors-AMM demandé et autorisé et traitement hors-AMM administré 31
    1.3   Cohérence dans le rythme de présentations des dossiers 31

1.4	Références bibliographiques citées	32
1.5	Taux d'acceptation des demandes de recours à un traitement hors-AMM	33
2.	**Evaluation des prescriptions de médicaments hors-AMM**	**34**
2.1	Analyse portant sur l'ensemble des patients	34
2.1.1	Caractéristiques des patients	34
2.1.2	Durée des lignes de traitement hors-AMM et causes d'arrêt des traitements	36
2.1.3	Temps entre la dernière cure hors-AMM et le décès	38
2.1.4	Analyse de l'impact économique sur la consommation de médicaments pour l'établissement	39
2.2	Atteintes du Système Nerveux Central	40
2.2.1	Caractéristiques des patients	40
2.2.2	Durée des lignes de traitement hors-AMM et causes d'arrêt des traitements	41
2.2.3	Temps entre dernière cure hors-AMM et décès	43
2.2.4	Impact en survie de l'utilisation de bevacizumab en monothérapie	44
2.2.5	Impact économique	45
2.3	Cancer du pancréas	46
2.3.1	Caractéristiques des patients	46
2.3.2	Durée des lignes de traitements hors-AMM et causes d'arrêts	47
2.3.3	Temps entre dernière cure hors-AMM et décès	48
2.3.4	Impact en survie de l'utilisation de Folfirinox	49
2.3.5	Impact économique	49
2.4	Cancers du sein	50
2.4.1	Caractéristiques des patients	50
2.4.2	Durée des lignes de traitement hors-AMM et causes d'arrêts des traitements	50
2.4.3	Temps entre la dernière cure hors-AMM et le décès	52
2.4.4	Impact en survie de l'ajout de bevacizumab à une chimiothérapie conventionnelle	52
2.4.5	Impact économique	53
2.5	Cancers pulmonaires	54
2.5.1	Caractéristiques des patients	54
2.5.2	Durée des lignes de traitement hors-AMM et causes d'arrêt des traitements	55
2.5.3	Temps entre la dernière cure hors-AMM et le décès	56
2.5.4	Impact en survie de l'utilisation d'irinotécan dans les cancers du poumon à petites cellules	56
2.5.5	Impact économique	57
2.6	Cancers de l'estomac	58
2.6.1	Caractéristiques des patients	58
2.6.2	Durée des lignes de traitement hors-AMM et causes d'arrêt des traitements	59

2.6.3	Temps entre la dernière cure hors-AMM et le décès	60
2.6.4	Impact en survie de l'ajout de trastuzumab à une chimiothérapie conventionnelle pour la prise en charge des adénocarcinomes gastriques surexprimant HER2	61
2.6.5	Impact économique	62
2.7	Cancer des ovaires	62
2.7.1	Caractéristiques des patientes	62
2.7.2	Durée des lignes de traitement hors-AMM et causes d'arrêt des traitements	63
2.7.3	Temps entre la dernière cure hors-AMM et le décès	63
2.7.4	Impact en survie de l'ajout de bevacizumab à une chimiothérapie conventionnelle	64
2.7.5	Impact économique	65
2.8	Sarcomes	65
2.8.1	Caractéristiques des patients	65
2.8.2	Durée des lignes de traitement hors-AMM et causes d'arrêt des traitements	66
2.8.3	Temps entre dernière cure hors-AMM et décès	67
2.8.4	Impact en survie de l'utilisation de trabectédine	67
2.8.5	Impact économique	68

DISCUSSION 69

Bibliographie 87

Liste des FIGURES 104

Liste des TABLEAUX 105

TABLE DES MATIERES 106

ANNEXES 109

ANNEXES

Annexe 1 : Feuille de compte rendu de réunion de validation des prescriptions hors-AMM du Centre de Lutte Contre le Cancer de Dijon

Annexe 2 : Prescriptions hors-AMM pour la prise en charge des atteintes cérébrales

Annexe 3 : Prescriptions hors-AMM pour la prise en charge des cancers du poumon

Annexe 4 : Prescriptions hors-AMM pour la prise en charge des cancers du sein

Annexe 5 : Prescriptions hors-AMM pour la prise en charge des cancers de l'estomac

Annexe 6 : Prescriptions hors-AMM pour la prise en charge des cancers des ovaires

Annexe 7 : Prescriptions hors-AMM pour la prise en charge des sarcomes

ANNEXE 1 : Compte rendu de réunion de validation des prescriptions hors-AMM du Centre de Lutte Contre le Cancer de Dijon

PRESCRIPTION DE MÉDICAMENTS HORS GHS EN DEHORS DU CADRE DÉFINI PAR L'AMM ET LES PTT : SITUATIONS EXCEPTIONNELLES

Nom du prescripteur : _____
Service : Oncologie Médicale
UF : _____
Date : _____

Signature :

(Exemplaire dossier CGFL)

MÉDICAMENTS CONCERNÉS (nom ou DCI, forme, dosage, posologie)

Résumé du cas clinique motivant l'utilisation du médicament

Situation clinique :
Préciser l'organe traité, la situation traitée (néoadjuvant, adjuvant, localement avancé, métastatique) et la ligne de traitement.

JUSTIFICATION :
Traitements antérieurs : si disponible, joindre la fiche de traitement correspondant au dernier traitement reçu
Proposition de traitement :

Une perte de chance est-elle possible si ce traitement n'est pas utilisé ? : OUI   NON
L'absence d'alternative est-elle explicitée ? :   OUI   NON
RÉFÉRENCES BIBLIOGRAPHIQUES VENANT EN SOUTIEN DE LA DEMANDE (à joindre à la demande) :

La population de la littérature est clairement définie et correspond au cas proposé : OUI   NON
La balance bénéfice risque est bien définie par la littérature :   OUI   NON

Quel est le niveau de preuve :   ☐ Essais randomisés   ☐ Etude de cohorte
                                  ☐ Etude(s) cas-témoin   ☐ Série de cas
                                  ☐ Autre, préciser :

Pour combien de temps/cures demandez-vous le traitement :

Au décours de cette première phase de traitement, une évaluation sera faite et le dossier représenté pour les traitements ultérieurs.

Quel sera le critère de jugement utilisé pour juger du résultat :   ☐ Clinique   ☐ Biologique   ☐ Radiologique

Commentaire(s) :

Information et accord écrit présent dans le dossier :   ☐ OUI   ☐ NON

AVIS à l'origine de la décision thérapeutique (cocher)
☐ Avis d'expert national / international *(rayer la mention inutile)*
☐ Avis du COMEDIMS
☐ Avis du référent :   Nom :   Service :
☐ Décision de STAFF : Date   /   /
☐ Avis multidisciplinaire

ANNEXE 2 : Prescriptions hors-AMM pour la prise en charge des atteintes cérébrales

Protocoles	Glioblastome					
	Patients	Biblio	Lignes	Cures réalisées	Durée de TTT (j)	Date de 1ère chimio – Date échec (j)
Bévacizumab seul	10	(23)	1	33	527	PDV
	15	(24)	2	18	254	279 (chimio-DC)
	16		1	2	14	59-PDV
	21	φ	3	64	329	35 (chimio-V)
	26		2	20	118	136 (chimio-DC)
	35		2	5	67	85 (chimio-PDV)
	48	(24)	2	19	280	294 (chimio-DC)
	49		2	2	21	42 (DC)
	52		2	3	31	45 (chimio-DC)
	77	φ	1	2	13	31 (DC)
	78	(23)	2	12	173	220 (DC)
	81	(24)	2	1	0	14 (DC)
	82	φ	3	6	70	91 (chimio-PDV)
	83	φ	2	19	266	280 (DC)
	84	(24)	2	12	164	182 (chimio-DC)
	85	φ	2	9	133	157 (chimio-DC)
	90		2	4	42	56 (chimio-DC)
	92		2	6	70	107 (chimio-DC)
	110		2	2	15	22 (DC)
	118		3	6	77	131 (DC)
	120		2	9	117	129 (DC)
	123		2	55	en cours	V
	133	(24)	2	16	231	254 (chimio-DC)
	140		2	14	207	239 (DC)
	157		2	23	340	357 (DC)
	162		2	2	15	35 (DC)
	166		2	3	28	42 (DC)
	192		2	21	315	315 (chimio-DC)
	200		2	29	420	472 (PDV)
	201		3	11	153	174 (DC)
	209	φ	2	2	24	39 (DC)
	210	(62)	1	3	14	14 PDV
	215		3	3	28	39 (DC)
	216	(24)	2	6	77	91 (DC)
	217		2	5	57	78 (DC)
	220		2	3	29	47 (DC)
	256	φ	2	6	70	97 (DC)
	272		2	10	134	148 (DC)
	296	(24)	2	3	31	46 (DC)
	297		2	8	109	136 (DC)
Bévacizumab + 5FU	67BIS	φ	3	6	70	84 (DC)
	216BIS	(63)	3	5	55	81 (DC)
Bévacizumab + fotémustine	95	(64)	3	3	28	29 (DC)
	113	(65)	2	14	193	353 (chimio-DC)
	301		2	5	69	77 (DC)
Bévacizumab + irinotécan	44	(23,24)	2	12	170	208 (chimio-DC)
	50	(24)	1	69	1196	1225 (chimio-DC)

ANNEXE 2 : Prescriptions hors-AMM pour la prise en charge des atteintes cérébrales (suite)

Glioblastome						
Protocoles	Patients	Biblio	Lignes	Cures réalisées	Durée de TTT (j)	Date de 1ère chimio – Date échec (j)
Bévacizumab + témozolomide	17	(24)	3	10	267	280 (PDV)
	34		1	7	190	232 (chimio-DC)
	127		1	4	43	63 (DC)
	151		2	3	77	107 (DC)
	243		2	8	208	235 (DC)
	245		1	2	29	45 (DC)
Bévacizumab + témozolomide	246	(66,67)	1	6	167	180 (DC)
	294	(24)	2	1	0	21 (DC)
	50BIS		2	4	127	156 (DC)
Fotémustine + témozolomide	6	(68,69)	2	4	78	102 (DC)
	11		3	5	112	166 (DC)
	23		3	1	0	52 (DC)
	67		2	5	98	266 (chimio-DC)
	68		3	2	21	39 (DC)
	129		2	7	126	210 (PDV)
	133BIS		3	1	0	21 (DC)
	15BIS		3	3	57	78 (DC)
	21BIS		4	24	en cours	V
	26BIS		3	2	21	42 (DC)
	34BIS		2	4	107	120 (DC)
	35BIS		3	1	0	24 (PDV)
	44BIS		3	2	21	42 (DC)
	48BIS		3	0	62	66 (DC)
	52BIS	φ	3	5	123	151 (DC)
	82BIS		4	3	42	63 (PDV)
	84BIS		3	2	22	45 (DC)
	85BIS	(79,80)	3	1	27	27 (DC)
	90BIS		3	2	21	32 (DC)
	92BIS		3	1	0	10 (DC)

Astrocytome pilocytique						
Protocoles	Patients	Biblio	Lignes	Cures réalisées	Durée de TTT (j)	Date de 1ère chimio – Date échec (j)
Fotémustine + témozolomide	7	(68,69)	3	2	31	36 (DC)

Oligoastrocytome						
Protocoles	Patients	Biblio	Lignes	Cures réalisées	Durée de TTT (j)	Date de 1ère chimio – Date échec (j)
Fotémustine + témozolomide	121	(68,69)	3	3	42	84 (PDV)

Gliome mixte anaplasique						
Protocoles	Patients	Biblio	Lignes	Cures réalisées	Durée de TTT (j)	Date de 1ère chimio – Date échec (j)
Bévacizumab seul	258	(24)	1	1	0	14 (chimio-DC)
Bévacizumab + irinotécan	61		2	9	118	146 (DC)
Bévacizumab + témozolomide	258BIS	φ	2	2	33	64 (DC)

ANNEXE 2 : Prescriptions hors-AMM pour la prise en charge des atteintes cérébrales (suite)

Protocoles	Oligodendrogliome					
	Patients	Biblio	Lignes	Cures réalisées	Durée de TTT (j)	Date de 1ère chimio – Date échec (j)
Bévacizumab seul	43	(23)	2	6	97	108 (DC)
	126		3	3	28	39 (DC)
	131	(24)	2	3	28	44 (DC)
	191		3	2	14	37 (DC)
	268		3	12	154	168 (chimio-PDV)
	27BIS	φ	4	78	en cours	V
	70BIS	(23)	3	8	111	139 (chimio-DC)
Bévacizumab + fotémustine	212	(64)	2	13	182	201 (DC)
	230		3	7	91	112(chimio-DC)
Bévacizumab + irinotécan	27		3	38	1562	1590 (chimio-V)
Bévacizumab + témozolomide	254	(24)	2	7	239	270 (chimio-V)
	255		3	0	0	chimio (DC)
	255BIS		4	7	234	249 (PDV)
Carboplatine + étoposide	230BIS	(70)	4	2	28	49 (DC)
Fotémustine + témozolomide	70	(68,69)	2	4	70	92 (chimio-DC)
	260		3	2	28	45 (DC)
LV5-FU2	239	(63)	3	2	19	28 (DC)
Protocoles	Ependymome					
	Patients	Biblio	Lignes	Cures réalisées	Durée de TTT (j)	Date de 1ère chimio – Date échec (j)
Bévacizumab + cisplatine + cyclophosphamide	103	(71,72)	2	2	156	573 (chimio-V)
	189		1	6	120	148 (chimio-V)
	302	φ	1	2	28	160 (DC)
Bévacizumab + carboplatine + cyclophosphamide	103BIS	(71,72)	3	5	en cours	V
Bévacizumab + cyclophosphamide	189BIS		2	7	176	237 (chimio-V)
Protocoles	Médulloblastome					
	Patients	Biblio	Lignes	Cures réalisées	Durée de TTT (j)	Date de 1ère chimio – Date échec (j)
Carboplatine + étoposide	273	(70)	1	2	35	RC

φ : pas de justification bibliographique dans le dossier médical du patient ; Durée de TTT (j) : Temps entre la date de décès du patient et la date de la 1ère cure en jours ; PDV : patient perdu de vue ; V :patient vivant ;DC : patient décédé ; En cours : ligne de traitement toujours en cours au 15/09/2013 ; Chimio : une autre ligne de chimiothérapie a succédé à celle-ci ; RC : rémission complète ; LV5-FU2 : association de leucovorine et de 5-fluorouracile

ANNEXE 3 : Prescriptions hors-AMM pour la prise en charge des cancers du sein

Protocoles	Patients	Biblio	Lignes	Cures réalisées	Durée de TTT (j)	Date de 1ère chimio – Date échec (j)
Bévacizumab + paclitaxel (hebdomadaire)	38		2	13	327	369 (chimio-V)
	88		3	5	98	111 (chimio-DC)
	89	φ	2	3	43	44 (chimio-DC)
	114		4	7	196	269 (DC)
	115		3	3	56	84 (chimio-V)
	141		2	1	53	78 (DC)
	142	(35)	2	5	115	145 (chimio-V)
Bévacizumab + gemcitabine + paclitaxel (schéma hebdomadaire)	117		7	12	189	240 (chimio-V)
	124	(22)	9	15	98	126 (chimio-DC)
	128		1	6	42	58 (chimio-DC)
Bévacizumab + capécitabine	101	"AMM"	2	19	424	452 (chimio-V)
	155	φ	2	9	469	501 (chimio-V)
	282		2	6	116	131 (chimio-DC)
Bévacizumab + carboplatine + paclitaxel	13	(33)	6	6	118	147 (chimio-DC)
	39	φ	3	11	266	301 (chimio-DC)
Bévacizumab + gemcitabine	108	(22)	10	2	8	28 (DC)
	115BIS	φ	4	2	28	21 (chimio-DC)
Bévacizumab seule (entretien : AMM)	13BIS	φ	7	11	231	435 (chimio-DC)
	88BIS	φ	3	5	119	139 (chimio-DC)
Bévacizumab +cyclophosphamide	87	φ	4	16	336	357 (chimio-DC)
Bévacizumab + erlotinib	14BIS	(73)	5	2	15	36 (DC)
Bévacizumab + FOLFIRI	153	(74)	5	4	46	68 (DC)
Bévacizumab + témozolomide	39BIS	φ	*En pratique, aucune cure n'a été réalisée*			
Eribuline *(AMM)*	233	φ	9	3	78	103 (chimio-DC)
	240	φ	6	8	148	179 (DC)
	13TER	(34)	8	11	293	328 (DC)
Docétaxel + capécitabine	76	(75)	2	5	88	RC (adjuvant)
Capécitabine *(AMM)*	156	"AMM"	2	20	429	436 (chimio-DC)
Bicalutamide	14		6	1	0	9 (chimio-DC)
Témozolomide	167	φ	9	2	28	50 (chimio-DC)
	174BIS		3	9	351	381 (DC)
	39TER	(34)	4	1	0	8 (DC)
Cytarabine liposomale (voie intrathécale)	174	φ	2	4	60	85 (chimio-DC)
Bévacizumab (voie intrapéritonéale)	164	(76)	3	3	29	50 (DC)
	271	φ	3	1	0	58 (DC)
Trastuzumab + lapatinib	40	(77)	7	16	266	293 (DC)
	86		7	10	280	308 (chimio-DC)
	94	φ	6	3	56	84 (chimio-DC)
	175	φ	4	1	408	42 (chimio-V)
	29 cures de Trastuzumab seul (toxicité cutanée importante au Lapatinib)					
	182	φ	4	6	140	175 (chimio-DC)

ANNEXE 3 : Prescriptions hors-AMM pour la prise en charge des cancers du sein (suite)

Protocoles	Patients	Biblio	Lignes	Cures réalisées	Durée de TTT (j)	Date de 1ère chimio – Date échec (j)
Trastuzumab + cyclophosphamide	64	φ	7	2	29	42 (DC)
Trastuzumab + évérolimus	94B IS	φ	7	3	49	84 (chimio-DC)
Trastuzumab + méthotrexate	187	φ	10	3	28	56 (DC)

φ : pas de justification bibliographique dans le dossier médical du patient ; Durée de TTT (j) : Temps entre la date de décès du patient et la date de la 1ère cure en jours ; PDV : patient perdu de vue ; V : patient vivant ; DC : patient décédé ; En cours : ligne de traitement toujours en cours au 15/09/2013 ; Chimio : une autre ligne de chimiothérapie a succédé à celle-ci

ANNEXE 4 : Prescriptions hors-AMM pour la prise en charge des cancers du poumon

Protocoles	Patients	Biblio	Lignes	Cures réalisées	Durée de TTT (j)	Date de 1ère chimio – Date échec (j)
Mésothéliome						
Bévacizumab + carboplatine + pemetrexed	59	(58)	3	2	21	49 (chimio-DC)
	62	(58)	3	7	152	321 (chimio-DC)
	74		3	2	28	49 (DC)
	93	(58)	2	6	142	170 (chimio-DC)
	99		2	4	66	328 (chimio-DC)
Mésothéliome péritonéal						
	150	(57,58)	3	3	42	68 (chimio-V)
	165	(58)	2	4	65	176 (chimio-DC)
	306	(58)	2	2	127	155 (chimio-V)
Bévacizumab + pemetrexed *(entretien)*	150BIS	(57,58)	3	10	633	en cours-V
Bévacizumab seul *(entretien)*	93BIS	(58)	3	2	28	57 (DC)
Pemetrexed	183	φ	2	2	28	49 (DC)
Adénocarcinome bronchique à cellules claires						
Protocole	Patients	Biblio	Lignes	Cures réalisées	Durée de TTT (j)	Date de 1ère chimio – Date échec (j)
Bévacizumab + paclitaxel	288	φ	2	1	0	26 (DC)
SCLC						
Protocoles	Patients	Biblio	Lignes	Cures réalisées	Durée de TTT (j)	Date de 1ère chimio – Date échec (j)
Carboplatine + irinotécan	18	(43–45)	2	1	0	12 (DC)
	19	(43–45)	2	1	0	33 (DC)
	146	(43–45)	3	6	154	171 (V)
	184	(42)	3	4	64	134 (DC)
	248	(43–45)	2	3	71	92 (chimio-DC)
Irinotécan	132		2	12	261	RC
SCLC neuroendocrine						
Protocole	Patients	Biblio	Lignes	Cures réalisées	Durée de TTT (j)	Date de 1ère chimio – Date échec (j)
Carboplatine + irinotécan	198	φ	3	2	23	66 (chimio-DC)
Adénocarcinome bronchique						
Protocoles	Patients	Biblio	Lignes	Cures réalisées	Durée de TTT (j)	Date de 1ère chimio – Date échec (j)
Cisplatine + pemetrexed	308	(78)	1	4	63	RC
Chimiothérapie adjuvante						
Erlotinib	20	(79)	2	3	81	88 (chimio-DC)
	158	(80,81)	1	12	366	371 (chimio-V)
Pemetrexed	130	(78)	2	12	259	548 (chimio-V)
	147	(82)	1	11	238	306 (DC)

ANNEXE 4 : Prescriptions hors-AMM pour la prise en charge des cancers du poumon (suite)

Adénocarcinome bronchique avec mutation activatrice du récepteur HER2						
Protocole	Patients	Biblio	Lignes	Cures réalisées	Durée de TTT (j)	Date de 1ère chimio – Date échec (j)
Trastuzumab + vinorelbine (hebdo)	290	ɸ	5	2	29	46 (chimio-PDV)

ɸ : pas de justification bibliographique dans le dossier médical du patient ; Durée de TTT (j) : Temps entre la date de décès du patient et la date de la 1ère cure en jours ; PDV : patient perdu de vue ; V : patient vivant ; DC : patient décédé ; En cours : ligne de traitement toujours en cours au 15/09/2013 ; Chimio : une autre ligne de chimiothérapie a succédé à celle-ci ; RC : rémission complète

ANNEXE 5 : Prescriptions hors-AMM pour la prise en charge des cancers de l'estomac

Protocoles	Patients	Biblio	Lignes	Cures réalisées	Durée de TTT (j)	Date de 1ère chimio – Date échec (j)
Adénocarcinome gastrique						
Paclitaxel	244	(83,84)	2	3	56	84 (chimio-DC)
	263	(83)	2	4	84	154 (chimio-DC)
	307		2	9	En cours	En cours (V)
	232BIS	ϕ	2	3	63	140 (chimio-V)
	72BIS	ϕ	4	3	29	72 (chimio-DC)
	259	(83,84)	2	3	176	183 (chimio-DC)
					Linite gastrique	
Docétaxel + FOLFOX	72	(48)	2	5	77	104 (chimio-DC)
	223	ϕ	2	6	70	RC (adjuvant)
	232	(85)	1	6	91	117 (chimio-V)
	280	(83,84)	1	6	84	RC (adjuvant)
					Linite gastrique	
Capécitabine + docétaxel + oxaliplatine	80	(86)	1	2	17	43 (chimio-DC)
FOLFIRI	135	(49)	2	4	59	64 (DC)
	180	ϕ	3	5	55	69 (DC)
FOLFIRI 3	72TER	(87)	5	4	60	84 (DC)
Adénocarcinome gastrique surexprimant HER2						
Protocoles	Patients	Biblio	Lignes	Cures réalisées	Durée de TTT (j)	Date de 1ère chimio – Date échec (j)
Docétaxel + trastuzumab	53	(47)	1	4	70	91 (chimio-DC)
	73	(88)	4	1	0	11 (DC)
	257	(84)	3	1	0	5 (chimio-DC)
	236BIS	(51)	3	1	0	52 (DC)
Docétaxel + FOLFOX + trastuzumab	295	(89)	1	7	92	110 (poursuite par trastuzumab d'entretien-V)
Paclitaxel + trastuzumab	149	(83,84)	2	1	0	30 (DC)
	53BIS	ϕ	2	2	28	56 (chimio-DC)
Trastuzumab + FOLFIRI	29	(90,91)	3	35	868	931 (chimio-V)
	1BIS	ϕ	8	8	272	308 (chimio-V)
Capécitabine + oxaliplatine + trastuzumab	1	(47)	7	14	330	351 (chimio-V)
Trastuzumab	102	(47)	1	22	538 (entretien après radio-chimio)	RC
	236	(47)	2	7	119	140 (chimio-DC)
	53TER	ϕ	3	7	184	197 (chimio-DC)
Lapatinib + trastuzumab	1TER	ϕ	9	16	En cours	En cours

ϕ : *pas de justification bibliographique dans le dossier médical du patient ; Durée de TTT (j) : Temps entre la date de décès du patient et la date de la 1ère cure en jours ; PDV : patient perdu de vue ; V : patient vivant ; DC : patient décédé ; En cours : ligne de traitement toujours en cours au 15/09/2013 ; Chimio : une autre ligne de chimiothérapie a succédé à celle-ci ; RC : rémission complète*

ANNEXE 6 : Prescriptions hors-AMM pour la prise en charge des cancers des ovaires

Protocoles	Patients	Biblio	Lignes	Cures réalisées	Durée de TTT (j)	Date de 1ère chimio – Date échec (j)
Bévacizumab +carboplatine + paclitaxel	289	(54)	2	3	71	92 (chimio-V)
	285	(92)	1	21	111	158 (puis entretien par bévacizumab -V)
Bévacizumab + paclitaxel	3	ϕ			*En pratique, pas de cure administrée*	
	143	ϕ	2	0	*Refus en Réunion*	
	261	ϕ	3	12	322	362 (chimio-V)
	269		2	5	125	146 (chimio-V)
	303	(53)	2	5	112	168 (chimio-V)
Bévacizumab + topotécan	249		2	3	84	112 (chimio-V)
Bévacizumab + cyclophosphamide per os	100	(93–95)	5	10	126	140 (chimio-DC)
	281	ϕ	6	2	131	158 (chimio-DC)
Carboplatine + gemcitabine	36	(96–100)	5	4	90	156 (DCD)
Gemcitabine + oxaliplatine	119	ϕ	3	1	0	58 (DCD)
	185	ϕ	3	8	301	325 (chimio-V)
	235	(101,102)	4	6	85	99 (chimio-DC)
	267	ϕ	6	9	206	230 (DCD)
	276	ϕ	6	8	111	139 (chimio-V)
Trabectedine	234	(103,104)	3	2	27	96 (chimio-DC)
	270		9	7	140	168 (chimio-DC)
Trastuzumab + FOLFOX	2	ϕ	4	27	494	543 (chimio-DC)
Bévacizumab (voie intrapéritonéale	224	(105)	5	2	91	95 (chimio-DC)

ϕ : pas de justification bibliographique dans le dossier médical du patient ; Durée de TTT (j) : Temps entre la date de décès du patient et la date de la 1ère cure en jours ; PDV : patient perdu de vue ; V : patient vivant ; DC : patient décédé ; En cours : ligne de traitement toujours en cours au 15/09/2013 ; Chimio : une autre ligne de chimiothérapie a succédé à celle-ci ; RC : rémission complète

ANNEXE 7 : Prescriptions hors-AMM pour la prise en charge des sarcomes

Protocoles		Patients	Biblio	Lignes	Cures réalisées	Durée de TTT (j)	Date de 1ère chimio – Date échec (j)
Bévacizumab	Gliosarcome	170	(24)	2	2	15	29 (DC)
Docétaxel + gemcitabine	Leiomyosarcome	197BIS		4	3	42	91 (DC)
	Liposarcome	134		4	6	80	115 (chimio-V)
Gemcitabine	Leiomyosarcome	47	(31,106,107)	4	1	0	24 (DC)
		178		3	3	66	101 (DC)
		197		3	3	65	100 (chimio-DC)
	Liposarcome	134BIS		4	6	147	368 (chimio-V)
	Sarcome à cellules fusiformes	169BIS		4	2	38	70 (DC)
Irinotécan + témozolomide	Sarcome d'Ewing	179	(108,109)	4	2	28	94 (DC)
		228		3	1	0	49 (DC)
Paclitaxel	Angiosarcome	203	(4–6)	1	5	116	123 (DC)
		229		1	4	84	99 (chimio-V)
		284		1	6	157	RC
		291		1	1	0	45 (DC)
Trabectédine	Liposarcome	24	(32,110)	4	13	353	421 (chimio-DC)
	Leiomyosarcome	25		3	6	122	157 (DC)
	Myxofibrosarcome	56		3	19	En cours	En cours
	Peu différencié	63	φ	3	3	49	193 (DC)
	Cellules fusiformes	169	(32,110)	2	12	392	423 (chimio)
	Lyosarcome	279	φ	5	2	29	112 (DC)
	Rhabdomyosarcome	305	(32,110)	3	3	42	77 (DC)

φ : pas de justification bibliographique dans le dossier médical du patient ; Durée de TTT (j) : Temps entre la date de décès du patient et la date de la 1ère cure en jours ; PDV : patient perdu de vue ; V : patient vivant ; DC : patient décédé ; En cours : ligne de traitement toujours en cours au 15/09/2013 ; Chimio : une autre ligne de chimiothérapie a succédé à celle-ci ; RC : rémission complète

 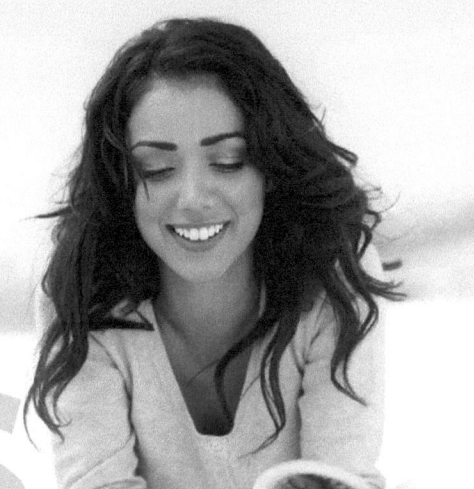

Oui, je veux morebooks!

I want morebooks!

Buy your books fast and straightforward online - at one of the world's fastest growing online book stores! Environmentally sound due to Print-on-Demand technologies.

Buy your books online at
www.get-morebooks.com

Achetez vos livres en ligne, vite et bien, sur l'une des librairies en ligne les plus performantes au monde!
En protégeant nos ressources et notre environnement grâce à l'impression à la demande.

La librairie en ligne pour acheter plus vite
www.morebooks.fr

SIA OmniScriptum Publishing
Brivibas gatve 1 97
LV-103 9 Riga, Latvia
Telefax: +371 68620455

info@omniscriptum.com
www.omniscriptum.com

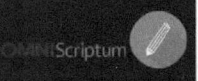

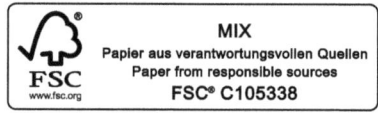

Printed by Books on Demand GmbH, Norderstedt / Germany